高等院校医学实验系列教材

系统解剖学实验教程

主　编　张　潜

副主编　杨胜波　杨方玖　刘坤祥　许家洲

编　者　（以姓氏笔画为序）

王　猛　孔　毅　吕　芳　朱光琼
刘　建　刘坤祥　许家洲　杨方玖
杨胜波　宋公宇　张　潜　罗怀香
季松岭　蒋彦军　潘　丽

科学出版社

北　京

内 容 简 介

系统解剖学是生命科学范畴里的形态学课程，实验教学是系统解剖教学当中非常重要的组成部分，它是验证基本理论、基本知识和培养实践能力的主要途径和重要手段。为适应新形势下医学实验教学改革的要求，本书依据全国统编教材和人体解剖学教学大纲，将系统解剖学八大系统分成27个独立单元进行阐述，每个单元均包括实验目的、实验材料、实验内容、案例分析、复习思考题五大板块，旨在指导学生如何观察标本，以培养医学生的自主学习能力，与以往不同的是本书增加了结合临床的案例分析题及复习思考题，目的是提高学生分析解决问题的能力，同时引入数字人虚拟解剖操作系统，实现虚实结合，进一步巩固所学的解剖知识。

本书可供高等医学院校临床医学、全科医学、医学影像学、麻醉学、口腔医学、法医学、护理学、预防医学、医学检验、康复医学等相关专业的学生使用。

图书在版编目（CIP）数据

系统解剖学实验教程 / 张潜主编. — 北京 ：科学出版社，2020.8

高等院校医学实验系列教材

ISBN 978-7-03-063965-3

Ⅰ. ①系… Ⅱ. ①张… Ⅲ. ①系统解剖学－实验－医学院校－教材 Ⅳ. ①R322-33

中国版本图书馆 CIP 数据核字(2019)第 287627 号

责任编辑：李　植 / 责任校对：郭瑞芝

责任印制：赵　博 / 封面设计：陈　敬

科学出版社 出版

北京东黄城根北街 16 号

邮政编码：100717

http://www.sciencep.com

保定市中画美凯印刷有限公司印刷

科学出版社发行　各地新华书店经销

*

2020 年 8 月第　一　版　　开本：787×1092　1/16

2025 年 1 月第六次印刷　　印张：8

字数：167 000

定价：35.00 元

（如有印装质量问题，我社负责调换）

前　言

解剖学是医学生最先接触的一门非常重要的医学基础课程，实践性较强，初学者常会感到内容繁杂，专业名词多，需花大量的时间去学习和记忆。学生仅靠阅读教材不能对解剖学的知识进行全面理解和掌握，必须通过实验来加深对教材中理论知识的理解。因此，解剖学实验课在解剖学的教学中尤为重要。解剖学实验不仅是对理论知识的补充和验证，同时也是获取和掌握解剖学知识的重要手段。我们编写这本《系统解剖学实验教程》，其目的是制定标准的实验过程，规范解剖学实验教学，指导学生根据实验指导的要求在实验课中有条理、有目的地观察和学习，从而提高解剖学教学质量。

本教材依据全国统编教材及人体解剖学教学大纲，结合我校教学实际情况及多年教学经验编写而成。全书分为 27 个相对独立的实验单元，对每次实验课的实验目的、实验材料、实验内容等实验教学相关内容进行了规范，并对学生实验过程中需观察的内容及方法进行了详细描述。在实验内容编写上力求简明、重点突出，在保证知识体系完整的基础上尽量减少与全国统编教材内容的简单重复，便于学生掌握重点，明确难点；通过本教材的引导，培养学生自主学习能力，提高学生学习兴趣。同时本教材增加案例分析题，目的是在学生掌握基本理论知识和辨识解剖结构的基础上，加强对学生发现问题、分析问题和解决问题能力的培养。此外，本教材按系统编排了复习思考题，便于学生自测。本教材使用者可根据不同专业的教学学时数及教学要求选取其中的某些实验内容进行学习。

本教材可供高等医学院校临床医学、全科医学、医学影像学、麻醉学、口腔医学、护理学、法医学、预防医学等相关专业的学生使用。

限于编者水平，书中若有疏漏之处，望读者批评指正。

编　者

2019 年 8 月

目　录

第一章 运动系统

第一节 骨学、关节学、躯干骨及其连结

【实验目的】

掌握内容：运动系统的组成；骨的分类和构造；躯干骨的组成；椎骨的一般形态特点和各部椎骨的主要特征；胸骨的形态结构与分部；胸骨角的概念和临床意义；骶骨的形态结构；关节的基本结构、辅助结构和运动形式；脊柱的组成、分部和功能；椎间盘的形态结构和功能；黄韧带的位置和功能；脊柱的生理性弯曲及其运动形式；胸廓的组成、功能及其上、下口的形态和构成。

躯干的重要骨性结构：第7颈椎棘突、骶管裂孔、骶角、颈静脉切迹、胸骨角、剑突、肋、肋弓。

熟悉内容：肋的一般形态和分类；骨连结的概念、分类；前纵韧带、后纵韧带的位置和功能；脊柱的整体观。

了解内容：运动系统的功能；骨骼的概念；骨的化学成分和物理性质；第1、2肋，第11、12肋的形态特征；纤维连结、软骨连结和骨性结合的基本结构和功能；关节的分类；椎弓间的连结概况；骨性胸廓的整体观、运动及年龄变化和性别差异。

重点内容：运动系统的组成；骨的形态分类和构造；躯干骨、脊柱和胸廓的构成及连结。

难点内容：关节的辅助结构和运动；椎骨的连结；脊柱、胸廓的形态。

【实验材料】

1. 医学虚拟仿真实验教学中心——数字人解剖系统。

2. 标本：肱骨和股骨（一端剖开）标本，游离躯干骨（寰椎、枢椎、颈椎、胸椎、腰椎、骶骨、尾骨、胸骨、肋骨），小儿长骨剖面标本，脱钙骨与煅烧骨标本，骨膜瓶装标本，骨髓瓶装标本，肩关节冠状切面标本，颈、胸、腰椎成串标本，串联椎骨显示脊柱整体标本，脊柱示教湿标本、椎骨的纵切和横切瓶装标本、椎间盘矢状切与水平切瓶装标本，寰枕关节与寰枢关节标本，胸肋关节和肋椎关节瓶装标本。

3. 模型：骨架，脊柱模型。

【实验内容】

一、骨学总论

（一）骨的位置、形态分类

（在骨架，一端剖开的肱骨和股骨标本，小儿长骨剖面标本上观察）

骨按位置可分为中轴骨与附肢骨，中轴骨包括颅骨和躯干骨，附肢骨包括上肢骨与下肢骨。

骨的形态不一，根据外形可分为长骨、短骨、扁骨和不规则骨四类。

1. 长骨 呈长管状，分为一体和两端。长骨中部细长称为体或骨干，体内的腔称骨髓腔，容纳骨髓。长骨的两端膨大称为骺，骺表面有光滑的关节面。骨干与骺邻接的部分称

为干骺端。骺与体之间的软骨板称为骺软骨，由骺软骨骨化后形成骺线。长骨多见于四肢，如肱骨、股骨和指骨。

2. 短骨 呈立方形，位于连接牢固并有一定灵活性的部位，如手的腕骨和足的跗骨。

3. 扁骨 呈板状，主要构成容纳重要器官的腔壁，起保护作用，如颅盖骨、胸骨、肋骨等。

4. 不规则骨 形状不规则，功能各异，如椎骨和某些颅骨。在一些不规则骨内，具有含气的腔，称为含气骨，如上颌骨和额骨等。

（二）骨的构造

（在骨膜瓶装标本，一端剖开的肱骨和股骨标本，骨髓瓶装标本上观察）

骨是由骨膜、骨质和骨髓以及血管、神经和淋巴管等构成。

1. 骨膜 取骨膜瓶装标本观察，覆盖在除关节面以外骨的表面，由致密结缔组织构成的膜称为骨膜。骨膜分布于除关节面以外的整个骨外面。衬于骨髓腔内面和骨松质腔隙内的称骨内膜。骨膜呈淡红色，含有丰富的血管、神经和淋巴管，对骨的营养、再生和感觉具有重要作用。

2. 骨质 在骨的纵切面上观察，骨质分骨密质和骨松质。骨密质致密坚硬，耐压性较大，由紧密排列成层的骨板构成，分布于骨的表面。骨松质呈海绵状，由骨小梁交织排列而成，位于骨的内部。主要分布于长骨两端和短骨、扁骨内。颅盖骨的骨松质称为板障。

3. 骨髓 取骨髓瓶装标本观察，骨髓充满于长骨的髓腔和骨松质的腔隙内，分为红骨髓和黄骨髓。红骨髓有造血功能，含有大量不同发育阶段的红细胞和其他幼稚型的血细胞。黄骨髓一般5岁以后开始出现于长骨骨干中，含大量脂肪组织，失去造血活力。成人红骨髓主要分布于长骨的两端，短骨、扁骨和不规则骨的骨松质内，如髂骨、肋骨、胸骨和椎骨的椎体等处。这些部位的红骨髓可终身保持造血功能。临床上常在髂结节、髂后上棘和胸骨等处穿刺取样，检查骨髓。

（三）骨的化学成分及物理特性

（在脱钙骨标本，煅烧骨标本上观察）

骨的化学成分包括有机质和无机质。有机质由胶原纤维和黏多糖蛋白组成，它使骨具有韧性和弹性。无机质主要是钙盐，使骨具有硬度。一生中两种成分的比例不断变化，年龄越大，无机物所占比例越高。因此，年幼者骨易变形，年长者易发生骨折。

观察经过稀盐酸处理而除去其中无机质的脱钙骨标本，此脱钙之骨仍保持骨的原形，但非常柔软且具有很大的弹性，易将其扭曲。观察已用火焚烧而除去其中有机质的煅烧骨标本，此煅烧之骨仍能保持它的外形，但有极大的脆性，稍碰即碎。

二、关节学总论

（一）骨连结的分类

（在骨架，肩关节冠状切面标本上观察）

- 骨连结的分类
  - 直接连结
    - 纤维连结：韧带连结、缝
    - 软骨连结：椎间盘
    - 骨性结合：髋骨
  - 间接连结（关节或滑膜关节）

（二）关节的结构

（在肩关节冠状切面标本上观察）

关节：骨与骨之间借内衬滑膜的结缔组织囊相连，囊内有腔隙，这种连结称滑膜关节。滑膜关节一般具有较大的活动性，是关节的主要形式。通常所说的关节一般是指滑膜关节。

1. 关节的基本结构

（1）关节面：是参与组成关节的各相关骨的接触面，分为关节头和关节窝。关节面上被覆有关节软骨，多由透明软骨构成，可使粗糙不平的关节面变得光滑，减少关节面的摩擦，缓冲震荡和冲击。

（2）关节囊：包在关节的周围，封闭关节腔，可分为外层的纤维膜和内层的滑膜。滑膜能产生滑液，起润滑作用，且是关节软骨、半月板等新陈代谢的重要媒介。

（3）关节腔：为关节囊滑膜层和关节面共同围成的密闭腔隙，腔内有少量滑液，呈负压，对维持关节的稳固有一定作用。

2. 关节的辅助结构

（1）韧带：由致密结缔组织构成，分为囊内韧带和囊外韧带。可加强关节的稳固性和限制关节的运动。

（2）关节盘和关节唇：关节盘是指位于两骨关节面之间的纤维软骨，其周缘附于关节囊，将关节腔分为两部。关节盘使两关节面更为适应，增加了关节的稳固性和运动的多样性。关节唇是附于关节窝周缘的纤维软骨环，它使关节窝加深，增大关节面，增强了关节的稳固性。

（3）滑膜襞和滑膜囊：某些关节的滑膜层折叠突入关节腔形成滑膜襞，滑膜呈囊状膨出形成滑膜囊，起充填和减少摩擦的作用。

（三）关节的运动形式

（结合关节的运动轴，运动自己的肩关节）

1. 屈和伸 沿冠状轴上的运动，相关节的两骨角度变小为屈，反之为伸。

2. 收和展 沿矢状轴上的运动，内收是向正中矢切面靠拢的运动，反之为外展。

3. 旋转 沿垂直轴上所做的运动，骨的前面转向内侧称为旋内，转向外侧称为旋外。在前臂手背转向前方的运动称为旋前，反之称为旋后。

4. 环转 冠状轴和矢状轴上的复合运动，骨的近端做原位转动，远端做圆周运动。

三、躯干骨

（在骨架，游离的椎骨、骶骨、胸骨、肋骨，颈胸腰椎成串标本，脊柱示教湿标本，脊柱模型上观察）

成人躯干骨有 51 块，包括椎骨、肋和胸骨，即 24 块椎骨、1 块骶骨和 1 块尾骨、12 对肋骨和 1 块胸骨。从整体骨架上观察躯干骨的构成及其参与胸廓、脊柱和骨盆的情况。

（一）椎骨

椎骨在未成年前有 32～34 块，即颈椎 7 块、胸椎 12 块、腰椎 5 块、骶椎 5 块、尾椎 3～5 块。成年后 5 块骶椎融合成 1 块骶骨，尾椎融合成 1 块尾骨。

1. 椎骨的一般形态 取胸椎标本观察，椎骨为不规则骨，典型椎骨由位于前方短圆柱形的椎体和后方板状的椎弓构成。椎体和椎弓共同围成椎孔，各部椎孔相连成椎管。椎体表层为密质，内部为松质。椎弓左右对称，前部缩窄的部分为椎弓根，其上、下缘为椎骨上、下切迹。后部较宽的部分为椎弓板。上、下两个相邻椎弓根的椎骨上、下切迹围成椎间孔，内有脊神经根通过。从椎弓板上发出 7 个突起即椎弓正中向后伸出的一个棘突，向两侧突出的一对横突，两侧向上的一对上关节突和向下的一对下关节突。

2. 各部椎骨的主要特征

（1）颈椎：椎体小，椎孔大。横突根部有横突孔，横突的末端前后各有一结节。第 2～6 颈椎棘突较短，末端分叉。其中第 1、2、7 颈椎形态特殊。

第 1 颈椎又名寰椎，呈环形，没有椎体、棘突和关节突，由前弓、后弓和两个侧块构成。前弓后面正中有齿突凹，侧块有上、下关节面。

第 2 颈椎又名枢椎，由椎体向上伸出一齿突，与寰椎的齿突凹相关节。

第 7 颈椎又名隆椎，棘突长，末端不分叉。体表容易摸认，是临床计数椎骨和针灸取穴的标志。

（2）胸椎：椎体呈心形，在椎体的后外侧上、下缘各有一半圆形肋凹。横突末端前面有横突肋凹。棘突细长向后下方倾斜，彼此掩盖呈叠瓦状。

（3）腰椎：椎体大，椎弓发达，棘突呈板状，水平伸向后。

（4）骶骨：由 5 个骶椎愈合而成，呈倒置的三角形。底向上，底的前缘中份向前突，称岬。骶骨前面光滑微凹，有 4 对骶前孔。背面隆凸粗糙，有 4 对骶后孔。由骶椎椎孔连接成骶管。骶管向下开口于骶骨背面下部的骶管裂孔，裂孔两侧向下的突起称骶角，骶管麻醉常以此作为标志。骶骨外侧面有耳状面与髂骨耳状面相关节构成骶髂关节。

（5）尾骨：通常由 3～4 个发育不全的尾椎融合而成。各尾椎除椎体外，仅第 1 尾椎还有横突和上关节突的遗迹，后者与骶角相连结。

各部椎骨的形态比较见表 1-1。

表 1-1 各部椎骨的形态比较

种类		颈椎	胸椎	腰椎
椎体		小，呈横卵圆形	较大，心形，有肋凹	最大，呈蚕豆形
椎孔		最大，呈三角形	最小，呈圆形	中等，呈三角形
椎弓	棘突	小而分叉（除第 1、7 颈椎外）	最长，棘状，指向后下方	板状，指向后方
	横突	有横突孔	有横突肋凹（11，12 除外）	扁长形
	关节突关节面	呈水平位	呈冠状位	呈矢状位

（二）肋

肋由肋骨和肋软骨构成，共 12 对。上 7 对肋的前端借助软骨连于胸骨，称为真肋。第 8～10 对肋的前端借助软骨连于上位软骨，形成肋弓，称为假肋。第 11、12 对肋前端游离，称为浮肋。

肋骨分为体和前、后两端。后端膨大称为肋头，与胸椎体上的肋凹相关节。肋头后外方有肋结节，其上有关节面，与横突肋凹相关节。肋体分上、下缘和内、外面。内面下缘处一浅沟称为肋沟。体的后份急转处称为肋角。肋骨前端接肋软骨。在整体骨架及散骨中观察一般肋骨的形态、结构及分部；找出肋头、肋结节和肋沟，区别第 1 肋的主要结构特征。观察肋与肋骨，真肋、假肋及浮肋。结合自身在活体上触摸肋弓、肋间隙。

（三）胸骨

胸骨位于胸前壁正中，属于扁骨，自上而下分为胸骨柄、胸骨体和剑突三部分。胸骨柄边缘有 3 个切迹：颈静脉切迹、锁切迹和肋切迹。柄和体连结处形成微向前凸的角，称为胸骨角，其两侧连第 2 肋软骨，是胸前壁计数肋序数的标志。在骨架上找出胸骨柄、胸骨体及剑突，提示胸骨角的标志意义，联系自身在活体上触摸颈静脉切迹、胸骨角、剑突，观察胸骨侧面的锁切迹及与肋软骨相连接的关节面。

（四）躯干骨的重要骨性标志

（自己身体上触摸）

1. 颈静脉切迹在胸骨柄上缘，左、右锁骨内侧端之间，与第 2 胸椎体下缘线平齐。

2. 胸骨角是胸骨柄与胸骨体相连结处微向前凸的角，两侧接第 2 肋软骨，是计数肋骨序数的重要标志。与第 4 胸椎体下缘平齐。

3. 肋弓由第 8～10 肋软骨依次连于上位肋软骨，形成左右肋弓，是临床上腹部触诊的重要标志。

4. 骶管裂孔和骶角在骶骨背面正中的下端，左右两骶角之间为骶管向下的开口即骶管裂孔，齐脊髓硬膜外腔的终点。

5. 头向前俯屈时，第 7 颈椎棘突位于项下部正中最突出处，可作为确定椎骨棘突序数的标志。

四、躯干骨的连结

所有椎骨互相连结，构成脊柱。所有胸椎、肋及胸骨互相连结，构成胸廓。

（一）脊柱

（在骨架，串联椎骨显示脊柱整体标本，脊柱示教湿标本，椎骨的纵切和横切瓶装标本，椎间盘矢状切与水平切瓶装标本，寰枕关节与寰枢关节标本上观察）

1. 椎骨间的连结

（1）椎体间的连结

1）椎间盘：是连接相邻两个椎体间的纤维软骨，由中央的髓核和周边的纤维环构成。纤维环由多层同心圆排列的纤维软骨构成；髓核由富有弹性的胶状物构成。椎间盘坚韧而又有弹性，既牢固连结两个椎体，又可使两个椎体之间有少量的活动。

2）前纵韧带：紧贴各椎体前面，上起枕骨，下达第 1 或第 2 骶椎，有防止脊柱过伸的作用。

3）后纵韧带：位于各椎体后面，纵贯脊柱全长，可限制脊柱过度前屈。

（2）椎弓间的连结
- 黄韧带：连结相邻两椎弓板之间，由弹性纤维构成
- 棘间韧带：连结相邻两棘突之间
- 棘上韧带：连结棘突的尖端
- 横突间韧带：连结相邻两横突之间
- 关节突关节：由相邻椎骨的上下关节突的关节面构成

（3）寰椎与枕骨及枢椎的关节
- 寰枕关节
- 寰枢关节

2. 脊柱的整体观、功能和运动形式

（1）整体观：从前面观察脊柱，可见椎体从第 2 颈椎向下逐渐增大。从后面看，可见各部椎骨的棘突连贯成纵嵴。从侧面观察，可见脊柱有颈、胸、腰、骶 4 个生理弯曲。其中，颈曲和腰曲凸向前，胸曲和骶曲凸向后。

（2）功能：支持体重、保护内脏和运动。

（3）运动形式：前屈、后伸、侧屈、旋转和环转运动。

（二）胸廓

（在骨架，胸肋关节瓶装标本，肋椎关节瓶装标本上观察）

胸廓由 12 块胸椎、12 对肋、1 块胸骨和它们之间的连结共同构成。构成胸廓的关节主要有肋椎关节和胸肋关节。

1. 肋椎关节　由肋头关节和肋横突关节组成。

（1）肋头关节：由肋头的关节面和与之相应胸椎体的肋凹构成。

（2）肋横突关节：由肋结节关节面和相应的横突肋凹构成。

2. 胸肋关节　由 2～7 肋软骨和胸骨相应的肋切迹构成。

3. 胸廓的形态及其运动　成人胸廓近似圆锥形，参与胸腔的围成，容纳胸腔脏器。胸廓有上、下两个口和前、后、外侧 4 个壁。

（1）胸廓上口：较小，由胸骨柄上缘、第 1 肋和第 1 胸椎体围成，是胸腔和颈部的通道。

（2）胸廓下口：宽而不整，由第 12 胸椎、第 11 及第 12 对肋前端、肋弓和剑突围成。两侧肋弓在中线构成向下开放的胸骨下角。剑突又将胸骨下角分成左、右剑肋角。

胸廓主要参与呼吸运动，吸气时，在肌作用下，肋的前部抬高，伴以胸骨上升，从而加大胸廓前、后径。肋上抬时，肋体向外扩展，加大胸廓横径，使胸腔容积增大。呼气时正好相反。

【案例分析】

请用学过的解剖学知识解释下面一组临床现象：

1. 小儿长骨骨折常折而不断；颅骨骨折多呈凹陷性（像被压凹了的乒乓球）。

2. 某女，75 岁，因病卧床半年多，营养状态差。护士帮他从仰卧位翻身时，右手伸向患者左肩后方用力一抬，此时被子压着的左上肢发出响声，患者同时呼痛。X 线检查证实其左肱骨上中 1/3 交界处斜行骨折。

3. 某男，70 岁，心脏病发作，呼吸心搏骤停，护士急按其胸前壁，做心外按摩，抢救成功。后发现该患者左侧第 5、6 肋骨骨折。

解剖学解析：

1. 幼儿、少年的骨由于有机质相当丰富，韧性大，骨折时可只见弯曲，弯侧皱折，突侧仅被拉长而不裂，像折一根嫩树枝一样，临床上称为青枝骨折。

2. 老年人的骨无机质相对多，骨脆易碎裂。医护工作中应按正规流程操作。

【复习思考题】

名词解释：椎间盘　胸骨角　黄韧带　骺线　骨髓　肋弓

问答题：

1. 运动系统的组成是什么？骨的形态有哪几种？骨的构造包括哪些结构？

2. 骨连结的形式有几种？试列举纤维连结、软骨连结和骨性结合各 2 例。

3. 什么是关节？关节的基本结构和辅助结构分别是什么？关节的运动形式有哪些？

4. 为什么小儿的长骨不容易骨折？

5. 躯干骨的组成是什么？颈、胸、腰椎的形态结构特点有什么不同？

6. 脊柱有哪几个生理弯曲？脊柱是如何连结的？

7. 胸廓的组成是什么？胸廓上、下口是如何围成的？胸廓的运动方式是什么？

8. 指出骶角的解剖学位置。有何临床意义？骶管裂孔是怎样形成的？

9. 躯干骨有哪些骨性标志？

第二节　颅骨及其连结

【实验目的】

掌握内容：颅的位置、组成和分部；脑颅与面颅诸骨的名称、位置。颅底内面三个颅窝的境界和重要结构及孔裂；翼点的位置及临床意义；骨性鼻腔的构成、鼻旁窦的位置和开口部位；颞下颌关节的组成、结构特点及其运动形式。

颅的重要骨性结构：枕外隆凸、乳突、外耳门、下颌骨髁突、颧弓、眉弓、下颌角、鼻骨、颏隆凸。乳突、下颌骨、颧弓、枕外隆突。

熟悉内容：骨性眼眶的构成、形态及孔裂；眶上切迹、眶下孔的位置。

了解内容：颅的侧面观；颅顶面观、后面观、颅盖内面观；颅底外面观；颞窝、颞下窝、翼腭窝的位置；新生儿颅的特征及出生后变化；颅骨连结的主要形式。

重点内容：颅的位置、组成和分部；脑颅与面颅诸骨的名称、位置。颞下颌关节的组成、结构特点及其运动形式。

难点内容：颅底内面 3 个颅窝的境界和重要结构及孔裂；颞下窝、翼腭窝的位置；颞下颌关节的结构特点。

【实验材料】

1. 医学虚拟仿真实验教学中心——数字人解剖系统。

2. 标本：分离颅骨（额骨、筛骨，蝶骨、枕骨、颞骨、顶骨、上颌骨、腭骨、颧骨、鼻骨，泪骨、下鼻甲、犁骨、下颌骨、舌骨），整颅标本，颅水平切标本，颅矢状切标本，骨性鼻腔外侧壁瓶装标本，颞下颌关节整体和剖开瓶装标本，新生儿颅囟瓶装标本。

3. 模型：骨架，脊柱模型，蝶骨模型，筛骨模型。

【实验内容】

一、颅的组成及分离颅骨概述

（在骨架，整颅标本，分离颅骨标本上观察）

颅位于脊柱的上方，由 23 块扁骨和不规则骨组成。颅分为脑颅和面颅两部分。脑颅骨包括成对的顶骨和颞骨，不成对的额骨、蝶骨、枕骨和筛骨，共 8 块，围成颅腔，容纳脑。面颅骨包括成对的上颌骨、颧骨、鼻骨、泪骨、腭骨及下鼻甲骨，不成对的犁骨、下颌骨及舌骨，共15块，构成眶、鼻腔、口腔和面部的骨性支架。

主要颅骨的位置与形态结构如下：

1. 额骨 构成颅的前部，分为三部：额鳞、眶部和鼻部，其中额鳞内有左、右额窦。

2. 筛骨 位于颅前窝底壁的中央，左、右眼眶之间，构成颅前窝的底和鼻腔的顶。在冠状切面上呈“巾”字形，分三部：筛板、垂直板和筛骨迷路，其中筛骨迷路内有多数含气小腔即筛窦，迷路的内侧面上有两个弯曲的骨片即上鼻甲和中鼻甲。

3. 蝶骨 位于颅底中央，形如蝴蝶。分体、小翼、大翼和翼突4部。此骨有视神经管、眶上裂、圆孔、卵圆孔、棘孔和翼管6对孔裂管。

4. 颞骨 成对，位于颅的侧部和颅底，介于蝶骨和枕骨之间，其形状以外耳门为中心可分为三部：鳞部、鼓部和岩部。

5. 枕骨 位于颅后窝，窝中央大孔名枕骨大孔，孔的后部为鳞状的大骨板称为枕鳞，两侧为侧部，孔的前方为基底部。

6. 上颌骨 成对，为位于梨状孔两侧的大骨块，可分为一体四突：上颌体、牙槽突、腭突、额突、颧突。

7. 下颌骨 不成对，位于上颌骨下方，全骨呈两端翘起的马蹄铁形，分为下颌支和下颌体。

二、颅的整体观

（在骨架，整颅，颅水平切标本，颅矢状切标本，骨性鼻腔外侧壁瓶装标本上观察）

1. 颅的上面观 颅的上面称颅盖。有3条缝，即位于额骨与两侧顶骨的冠状缝，两顶骨之间的矢状缝以及两侧顶骨与枕骨之间的人字缝。

2. 颅的侧面观 由额骨、蝶骨、顶骨、颞骨及枕骨构成。侧面中部有外耳门，外耳门后下方的突起即乳突。在颞窝内有额骨、顶骨、颞骨和蝶骨四骨交界处所构成的翼点，此处骨质较薄，其内面有脑膜中动脉前支通过（常有血管沟），临床X线检查及手术时应注意。颞窝下方的窝称为颞下窝，窝内有三角形裂隙，其深部称为翼腭窝。此窝向外通颞下窝；向前借眶下裂通眶；向内借蝶腭孔通鼻腔；向后借圆孔通颅中窝，借翼管通颅底外面，向下经腭大孔通口腔。

3. 颅的前面观 前面可见一对容纳眼球的眶和位于其间的骨性鼻腔，下方为由上颌骨、下颌骨围成的口腔。

（1）眶分为底、尖和四壁，眶尖部有视神经孔，眶下壁有眶下沟、管、孔。

（2）骨性鼻腔为不规则的空腔，上至颅底，下达硬腭，借梨状孔开口于面部，向后以鼻后孔通到咽部，以鼻中隔分隔成左、右两半。外侧壁有向下突出的3个骨片，自上而下分别称为上鼻甲、中鼻甲和下鼻甲。各鼻甲下方的间隙，分别称为上鼻道、中鼻道和下鼻道。鼻腔周围有4对鼻旁窦，分别开口于鼻腔。其中额窦、上颌窦、前筛窦和中筛窦开口于中鼻道，后筛窦开口于上鼻道，蝶窦开口于蝶筛隐窝。鼻泪管开口于下鼻道的前端，是鼻腔与眶腔之间的通道。

4. 颅底的外面观 颅底外面前部由上颌骨和腭骨水平板围成的部分称为骨腭，中部是蝶骨的翼突，后部正中有一大孔，称为枕骨大孔，其前外方分别有破裂孔、颈静脉孔、颈动脉管外口等结构。

5. 颅底的内面观 由前向后分 3 个窝。

（1）颅前窝：由额骨眶部、筛骨的筛板和蝶骨小翼构成。正中线上由前向后有额嵴、盲孔、鸡冠等结构。筛板上有筛孔通鼻腔。

（2）颅中窝：由蝶骨体和大翼、颞骨岩部等构成。中央是蝶骨体，上面有垂体窝，窝前外侧有视神经管。垂体窝和鞍背统称蝶鞍。其两侧，由前向后，依次有眶上裂、圆孔、卵圆孔和棘孔等。

（3）颅后窝：主要由枕骨和颞骨岩部后面等构成。窝中央有枕骨大孔，还有枕内隆凸、横窦沟、乙状窦沟和舌下神经管等结构。

三、新生儿颅的特征

（在新生儿颅囟瓶装标本上观察）

新生儿由于脑和感觉器官发育早，故脑颅远大于面颅。额结节、顶结节和枕鳞都是骨化中心，发育明显，新生儿颅顶呈五角形。颅顶各骨尚未完全发育，骨与骨之间的间隙充满纤维组织，间隙的膜较大称为颅囟，主要有前囟和后囟。前囟在出生后 1～2 岁闭合。新生儿面颅中的上、下颌骨不发达，无牙，鼻旁窦未发育，眉弓、乳突不明显，故新生儿面颅短，口鼻较小。

四、颅骨的重要骨性标志

（自己身体上触摸）

1. 颞骨乳突在耳郭后方，内有乳突小房。

2. 颧弓由颧骨颞突与颞骨颧突结合而成。在弓的上缘线后端即耳郭前方可触及颞浅动脉搏动。弓中点上方约 4cm，为翼点，相当于脑膜中动脉经过之处。弓的下方 1 横指处，腮腺导管横过咬肌表面。

五、颅骨的连结

（在颞下颌关节整体和打开瓶装标本上观察，触摸自己颞下颌关节）

颅骨之间多借缝、软骨或骨直接连结，十分牢固。颞下颌关节是唯一可动的滑膜关节。

颞下颌关节：由下颌骨的下颌头与颞骨的下颌窝和关节结节构成。关节囊松弛，囊外由外侧韧带加强。囊内有关节盘，其周缘与关节囊相连，将关节腔分为上、下两部分。颞下颌关节属于联合关节，两侧必须同时运动。此关节能做下颌骨上提、下降、前进、后退及侧方运动。

【案例分析】

患者，男，25 岁，因骑摩托车摔伤后急诊入院。体格检查：神志不清，呈嗜睡状态，呼之可应，反应迟钝，双瞳孔等大同圆，对光反射灵敏，左眼青肿，鼻腔内有血性液体流出。CT 显示颅内大量积气，颅底骨折。诊断：颅底骨折。

问题思考：

1. 分别说明颅前窝、颅中窝和颅后窝由哪些骨构成？

2. 颅底骨为什么容易发生骨折（与颅顶骨相比）？

3. 分析该病例大致骨折的部位。

解剖学解析：

1. 颅前窝由额骨眶部、筛骨的筛板和蝶骨小翼构成。颅中窝由蝶骨体和大翼、颞骨岩部等构成。颅后窝主要由枕骨和颞骨岩部后面等构成。

2. 颅底易发生骨折原因一方面是因颅底由较多的骨构成，骨与骨之间的缝隙相对颅顶就较多，颅腔内的硬脑膜与颅底骨结合致密，而与颅顶骨结合疏松。

3. 该病例的颅底骨折发生在颅前窝，这是因为鼻腔顶部与颅前窝仅有很薄的一层筛板相隔，筛板上许多小孔是嗅神经通过之处。当颅前窝骨折累及筛板时，导致血液或脑脊液沿破裂处不断流出鼻腔，形成血性或清水样，滴漏不止，即脑脊液鼻漏。当左侧眼眶上方的骨板骨折时，血液可流进左眼眶内，在眼睑中或球结膜下形成淤血，致使左眼青肿。

【复习思考题】

名词解释： 翼点　颅囟　骨性鼻中隔

问答题：

1. 颅骨可分为哪两部分？各由哪些骨构成？

2. 简述鼻旁窦及其开口，为什么直立时上颌窦积液不易引流？

3. 骨性眼眶和骨性鼻腔分别由哪些骨构成?

4. 颅前窝、颅中窝、颅后窝分别有哪些重要的孔、洞和裂隙？

5. 硬腭的组成是什么？

6. 试述颞下颌关节的组成、结构特点及运动形式。

7. 新生儿颅有哪些特点？

8. 在自己身上，能摸到颅骨哪些重要的骨性标志？

第三节　上肢骨及其连结

【实验目的】

掌握内容： 上肢骨的组成、形态和结构；肩关节、肘关节和桡腕关节（腕关节）的构成、结构特点和功能。

上肢重要的骨性结构： 锁骨、肩胛冈、肩胛骨下角、肩峰、肱骨大结节、肱骨内上髁、肱骨外上髁、桡骨头、尺骨鹰嘴、桡骨茎突和尺骨茎突。

熟悉内容： 手骨的组成和腕骨的排列顺序。

了解内容： 了解上肢其他关节的基本概况。

重点内容： 上肢骨的组成及基本形态、肩关节、肘关节和腕关节的形态结构和功能。

难点内容： 肩关节、肘关节和腕关节的形态结构特点。

【实验材料】

1. 医学虚拟仿真实验教学中心——数字人解剖系统。

2. 标本：游离的上肢骨（锁骨、肩胛骨、肱骨、桡骨、尺骨），串联好的手骨标本，手骨示教标本，未切开关节囊的肩关节、肩锁关节、肘关节和手关节标本，已切开关节囊的肩关节、肘关节标本，手关节剖开标本，前臂骨连结示教标本，胸锁关节瓶装标本。

3. 模型：骨架。

【实验内容】

一、上肢骨

(在骨架、游离肩胛骨、锁骨、肱骨、桡骨、尺骨标本，串联的手骨标本上观察)

上肢骨由上肢带骨和自由上肢骨组成。

(一)上肢带骨

上肢带骨包括肩胛骨和锁骨。

1. 锁骨 位于胸廓前上方，呈“∽”形，内侧端粗大为胸骨端，由关节面与胸骨柄两侧构成胸锁关节。外侧端扁平为肩峰端，与肩脚骨的肩峰相关节。锁骨对固定上肢、支持肩胛骨、便于上肢灵活运动起重要作用。锁骨中、外1/3交界处易发生骨折。

2. 肩胛骨 位于胸廓后外侧的上份，是三角形的扁骨，可分为3个缘、3个角和前、后2个面。上缘短而薄，外侧有喙突。外侧缘肥厚，内侧缘薄而长。外侧角有关节盂，上角平对第2肋，下角对第7肋或第7肋间隙。前面为肩胛下窝，后面有肩胛冈和肩峰。

(二)自由上肢骨

自由上肢骨包括肱骨、尺骨、桡骨、腕骨、掌骨和指骨。

1. 肱骨 位于上臂，是典型的长骨，可分为一体两端。上端有呈半球形的股骨头，与肩胛骨的关节盂相关节。肢骨头周围的环形浅沟，称解剖颈。颈的外侧和前方有隆起的大结节和小结节，大、小结节之间有结节间沟。上端与体交界处较细为外科颈，肱骨体中份外侧面有一粗糙隆起称三角肌粗隆，为三角肌附着处。在粗隆的后内侧有一斜行浅沟称桡神经沟，内有同名神经经过，肱骨中部骨折可能会伤及桡神经。肱骨下端外侧有一半球形肱骨小头，与桡骨头上面的关节面构成关节。内侧部为形如滑车状的肱骨滑车，与尺骨滑车切迹构成关节。滑车的后上方有一深窝，称鹰嘴窝。小头的外侧和滑车内侧各有一突起，分别称为外上髁和内上髁。内上髁的后下方有尺神经沟，内上髁骨折或肘关节脱位时，有可能伤及沟内的尺神经。辨认肱骨并分清楚左右，观察近端的肱骨头、大小结节和结节间沟，在肱骨体部找到桡神经沟，在远端观察肱骨滑车、肱骨小头，内上髁、外上髁及尺神经沟和鹰嘴窝。联系自身活体，触摸到鹰嘴、肱骨内上髁、肱骨外上髁。

2. 桡骨 位于前臂的外侧，分一体两端。上端稍膨大称为桡骨头，上面的关节凹与肱骨小头形成肱桡关节。头的周围为环状关节面，与尺骨桡切迹形成桡尺近侧关节。头下方稍细，称为桡骨颈。颈的内下侧有突起的桡骨粗隆。桡骨下端粗大，外侧有突向下的锥形突起，称为桡骨茎突，为骨性标志。下端的内侧面有与尺骨头相关节的尺切迹，下面有腕关节面与腕骨形成桡腕关节。辨别左、右侧桡骨，先观察桡骨近、远端的区别和特点，分别与什么结构构成关节，在桡骨远端找出桡骨茎突和尺切迹。

3. 尺骨 位于前臂的内侧，分一体两端。上端的前面有一大的凹陷关节面，称滑车切迹，与肱骨滑车相关节。切迹的上、下方各有一突起，上方大者称为鹰嘴，下方小者称为冠突。冠突的外侧面有桡切迹，与桡骨头相关节。尺骨下端称为尺骨头，其后内侧向下的突起称为尺骨茎突。在散骨中辨别左、右侧尺骨，先观察尺骨近远端的区别和特点，分别与什么结构构成关节，在尺骨近端找到鹰嘴、滑车切迹，在尺骨远端找出尺骨头并注意观察其关节面的形状，在内侧后方找出尺骨茎突并联系自身活体触摸到它。

4. 手骨　分为腕骨、掌骨和指骨。

（1）腕骨由 8 块小的短骨组成，它们排列成远、近侧两列，每列 4 块。由桡侧向尺侧，近侧列依次为手舟骨、月骨、三角骨和豌豆骨；远侧列为大多角骨、小多角骨、头状骨和钩骨。手舟骨、月骨和三角骨近端共同形成一椭圆形的关节面，与桡骨的腕关节面及尺骨下端的关节盘构成桡腕关节。所有腕骨在掌面形成一凹陷的腕骨沟。

（2）掌骨有 5 块，由桡侧向尺侧，依次称为第 1～5 掌骨。掌骨分一体两端，近侧端为底，远侧端为头，底与头之间的部分为体，先在整体骨架上观察手骨，取手骨标本分别指出各手骨的排列关系及名称，区分第 1～5 掌骨和指骨，观察其各自的特点。

（3）指骨共 14 节，除拇指仅有 2 节外，其余 4 指均为 3 节，由近端向远端依次为近节指骨、中节指骨和远节指骨。指骨的近端称底，中间部为体，远端为滑车。

（三）上肢骨的重要骨性标志

（自己身体上触摸）

1. 肩峰在肩部的最高点，是测量上肢长度的定点。

2. 肩胛下角对应第 7 肋或第 7 肋间隙，是确定肋骨序数的标志。

3. 肱骨下端的内上髁、外上髁与尺骨上端的鹰嘴，伸肘时三者同在一直线上，屈肘时三者连线呈等腰三角形。

4. 尺、桡骨茎突在腕部内、外侧。

二、上肢骨连结

上肢骨的连结包括上肢带连结和自由上肢骨的连结。

（一）上肢带骨连结

（在骨架、未切开关节囊、肩关节、肩锁关节、肘关节、手关节标本，已切开关节囊的肩关节、肘关节标本，前臂骨连结示教标本，手关节剖开标本，胸锁关节瓶装标本上观察）

1. 胸锁关节　是上肢骨与躯干骨连结的唯一关节。由锁骨的胸骨端和胸骨的锁切迹及第 1 肋软骨的上面构成，属多轴关节，关节囊内有关节盘，将关节腔分为外上和内下两部分。胸锁关节的活动度虽小，但以此为支点扩大了上肢的活动范围。

2. 肩锁关节　由锁骨的肩峰端与肩峰的关节面构成，属于平面关节。是肩胛骨活动的支点，关节的上方由肩锁韧带加强，关节囊和锁骨下方有坚韧的喙锁韧带连于喙突。囊内的关节盘常出现于关节上部，部分分隔关节，关节活动度小。

（二）自由上肢骨连结

1. 肩关节　由肱骨头与肩胛骨的关节盂构成，是典型的球窝关节。其特点是肱骨头大，关节盂小，关节盂周缘有纤维软骨构成的盂唇加深关节窝；关节囊薄而松弛，囊的上方附于关节盂周缘，下方附着于肱骨解剖颈，囊的上、前、后方有肌肉加强，下壁薄弱，肩关节脱位时，肱骨头常从此脱出。肩关节的运动十分灵活，能作屈、伸、收、展、旋内、旋外和环转运动。

2. 肘关节　是由肱骨下端与桡、尺骨上端构成的复合关节，它包括 3 个关节。

（1）肱尺关节：由肱骨滑车与尺骨滑车切迹构成。

（2）肱桡关节：由肱骨小头与桡骨头关节凹构成。

（3）桡尺近侧关节：由桡骨环状关节面与尺骨桡切迹构成。

上述 3 个关节包在同一个关节囊内，囊的前、后壁薄弱，两侧有桡侧副韧带和尺侧附韧带加强。在桡骨环状关节面周围有桡骨环状韧带，其两端附于尺骨桡切迹的前、后缘，与尺骨桡切迹共同构成一个上口大、下口小的骨纤维环容纳桡骨头，防止桡骨头脱出。肘关节的运动以肱尺关节为主，主要作屈、伸运动。桡尺近侧关节与桡尺远侧关节联合可使前臂旋前和旋后。

3. 前臂骨的连结

（1）前臂骨间膜：前臂骨间膜是连接尺、桡骨体之间的纤维膜，纤维方向是从桡骨斜向下内达尺骨。

（2）桡尺近侧关节。

（3）桡尺远侧关节：由尺骨头环状关节面构成关节头，由桡骨的尺切迹及自下缘至尺骨茎突根部的关节盘共同构成关节窝。关节盘将尺骨与腕骨分开。

4. 手关节

（1）桡腕关节：是典型的椭圆关节。由桡骨下端的关节面和尺骨头下方的关节盘为关节窝，手舟骨、月骨、三角骨的近侧面为关节头构成。该关节可作屈、伸、收、展和环转运动。

（2）除桡腕关节外，手的关节还有腕骨间关节、腕掌关节、掌指关节和手指间关节。其中前两者活动范围很小。掌指关节可作屈、伸、收、展和环转运动。指间关节可作屈、伸运动。拇指腕掌关节由大多角骨与第 1 掌骨底构成的鞍状关节，可作屈、伸、收、展、环转和对掌运动。

【案例分析】

2 岁小男孩，姐姐牵拉他的左手做转圈游戏，正转圈时小男孩突然大哭，并拒绝姐姐牵拉他的左手，左上肢处于肘关节屈曲位，遂送入院。查体发现：肘部无明显畸形，无肿胀，仅活动障碍。结合影像学检查结果，诊断为左桡骨小头半脱位。

问题思考：

（1）试从解剖学角度解释为什么小儿易发生桡骨小头脱位？

（2）如何进行治疗？

解剖学解析：

（1）肘关节由肱尺关节、肱桡关节及桡尺近侧关节共同构成，3 个关节同包在一个关节囊内。关节囊的前后薄弱松弛，尤以后部更显著。两侧由桡侧副韧带及尺侧副韧带加强。因此，肘关节脱位时最常发生的是后脱位。桡尺近侧关节是由桡骨头和尺骨桡切迹构成的枢轴型滑膜关节，由桡骨环状韧带固定桡骨头的位置。

在成人，桡骨小头已发育完全，与环状韧带相适应；环状韧带呈漏斗形，上大下小，起着防止桡骨小头滑脱的作用。当前臂作旋前或旋后动作时，桡骨小头即在环状韧带内旋转。而幼儿的桡骨小头发育尚未完成，桡骨小头比较小，甚至小于桡骨的颈部。关节囊与关节的韧带也比较松弛。前臂伸直时一旦受到向上提拉（如上扶梯、跌跤、被握住前臂向上提拉）的力量，桡骨小头向远端移位，部分或全部从环绕它的环状韧带中滑脱，使环状韧带嵌在桡骨小头与肱骨小头之间，阻碍桡骨小头的自然归位，形成桡骨小头半脱位或脱位。疼痛可能起因于受挤的桡骨环状韧带。

（2）桡骨小头半脱位治疗：在肘关节屈曲时将患儿的前臂旋后。将上肢置于吊带中2周，受挤压的桡骨环状韧带将很快恢复。

【复习思考题】

名词解释：肱骨解剖颈　肱骨外科颈　桡神经沟

问答题：

1. 上肢骨各由哪些骨组成？

2. 在活体上能摸到上肢有哪些重要的骨性标志？

3. 肘关节由哪几部分构成？如何通过肘部骨性标志判断肘关节脱位？

4. 以肩关节为例说明构成关节的基本结构和辅助结构，分析其灵活性与稳定性因素。

5. 简述肘关节、腕关节的组成及运动形式。

6. 试分析肩、肘关节脱位的好发部位及原因。

第四节　下肢骨及其连结

【实验目的】

掌握内容：下肢骨的组成、形态和结构；骶髂关节的形态结构；骨盆的构成，大、小骨盆的分界线，以及骨盆的性别差异；髋关节、膝关节和距小腿关节（踝关节）的构成、结构特点和功能。

下肢重要的骨性结构：髂嵴，髂前上棘、髂前下棘、髂后上棘、髂后下棘、耻骨结节、坐骨结节、坐骨棘、大转子、小转子、转子间线、转子间嵴、臀肌粗隆、内侧髁、外侧髁、胫骨粗隆、比目鱼肌线、腓骨头、内踝、外踝。

熟悉内容：足骨的组成及跗骨的排列顺序，足弓的构成及功能。

了解内容：了解下肢其他关节的基本概况。

重点内容：下肢骨的组成及基本形态、髋关节、膝关节和距小腿关节的形态结构和功能。

难点内容：髋关节、膝关节和踝关节的形态结构特点，男、女骨盆的形态差异。

【实验材料】

1. 医学虚拟仿真实验教学中心——数字人解剖系统。

2. 标本：游离的下肢骨（髋骨、股骨、髌骨、胫骨、腓骨），串联好的足骨及骨盆（干、湿标本，有骶结节韧带和骶棘韧带），骶髂关节瓶装标本，髋关节整体和剖开标本，整体膝关节标本、膝关节剖开标本，整体和打开足关节及足的连结标本。

3. 模型：骨架，脊柱连骨盆模型。

【实验内容】

一、下肢骨

（在骨架、游离髋骨、股骨、髌骨、胫骨、串联足骨上观察）

下肢骨包括下肢带骨和自由下肢骨。

（一）下肢带骨

下肢带骨即髋骨，是不规则骨，由髂骨、坐骨和耻骨愈合而成，在三骨愈合处的外侧面形成深陷的髋臼。

1. 髂骨 位于髋骨的后上部，分体和翼两部分。髂骨翼内侧面称髂窝，窝的后下方有一斜行隆起线，称弓状线；其后上方有耳状面，与骶骨的耳状面相关节。髂骨翼上缘称髂嵴，其前端为髂前上棘，其后端为髂后上棘，髂前上棘向后 5～7cm 处向后外突起，称髂结节。

2. 坐骨 位于髋骨后下部，分体和支两部。坐骨体下份后部肥厚粗糙，称坐骨结节。坐骨体后缘有坐骨棘，其上、下方分别有坐骨大、小切迹。

3. 耻骨 位于髋骨前下部，分体和上、下两支。上支的上缘锐薄，称耻骨梳，向前止于耻骨结节。耻骨上、下支移行部的内侧，有椭圆形的耻骨联合面。

（二）自由下肢骨

自由下肢骨包括股骨、髌骨、胫骨、腓骨、跗骨、跖骨和趾骨。后三者合称足骨。

1. 股骨 位于大腿部，是全身最长最粗的长骨，可分为一体两端。上端有球形的股骨头，与髋臼相关节，股骨头的外下方较细部分为股骨颈，体与颈交界处有两个隆起，上外侧为大转子，下内侧较小为小转子。大、小转子之间，在后方有隆起的转子间嵴，在前面以转子间线相连。股骨体后面有纵行的骨嵴，称粗线，此线上端分叉，向外上延伸为臀肌粗隆。下端有两个向下后的膨大，分别称为内侧髁和外侧髁。两髁侧面最突起处，分别为内上髁和外上髁。区分出左、右股骨，在股骨上端观察股骨头，股骨颈的倾斜度，大小转子的位置关系，在股骨体部找出并观察滋养孔，在股骨下端找出内侧髁、外侧髁、内外上髁，观察远端关节面及髁间窝的形态。

2. 髌骨 位于股骨下端的前面，股四头肌腱内，上宽下尖，前面粗糙，后面为光滑的关节面，与股骨髌面形成关节。髌骨可在体表摸到。

3. 胫骨 位于小腿内侧，对支持体重起到重要作用，故较粗壮，分为一体两端。上端膨大，向两侧突出，形成内侧髁和外侧髁。两髁之间有向上的隆起称为髁间隆起，为前后交叉韧带的附着处。上端与体移行处的前面有粗糙的隆起称为胫骨粗隆，它是股四头肌腱的附着处。胫骨体呈三棱形，其前缘和内侧面在体表可摸到。下端内侧面向下突出称为内踝。辨别左、右胫骨，在胫骨上端观察上端关节面、与股骨下端关节面的接触面积及吻合程度，找出胫骨粗隆，在胫骨体观察是否有滋养孔，观察胫骨下端关节面的结构特点和内踝。

4. 腓骨 位于小腿外侧，细而长，上端略膨大称为腓骨头，头下方变细称为腓骨颈，下端膨大称为外踝。腓骨头浅居皮下，是重要的骨性标志。辨别左、右腓骨，观察并触摸到腓骨头和外踝。

5. 足骨 可分为跗骨、跖骨及趾骨。

（1）跗骨：共 7 块，排成前、中、后 3 列，后列为跟骨和距骨，跟骨后部粗糙隆起称为跟骨结节。距骨上面有前宽后窄的距骨滑车，与胫、腓骨下端相关节。中列为足舟骨。前列为内侧楔骨、中间楔骨、外侧楔骨和骰骨。在整体骨架上观察跗骨的组成、排列情况，观察距骨关节面的结构特点。

（2）跖骨：共 5 块，由内侧向外侧依次为第 1～5 跖骨。其后端为底，中间为体，前端为头。观察跖骨的组成。

（3）趾骨：有 14 节，观察趾骨的组成。

（三）下肢骨的重要骨性标志

（自己身体上触摸）

1. 髂嵴是髋骨的游离缘，其前、后端有髂前上棘和髂后上棘，是骨盆的测量标志，是骨髓穿刺的位置。

2. 坐骨结节和股骨大转子两者作测量骨盆之用，两者连线中点为坐骨神经经过的位置。

3. 腓骨头在小腿上端的外侧，稍下方有腓总神经通过。

二、下肢骨连结

（在骨架、串联骨盆，带韧带骨盆湿标本，脊柱连骨盆模型，未切开和已切开关节囊的髋关节、膝关节和足关节标本，骶髂关节瓶装标本上观察）

下肢骨的连结包括下肢带的连结和自由下肢骨的连结。

（一）下肢带的连结

骨盆是由骶骨、尾骨和两侧髋骨及其间的骨连结构成。

1. 骶髂关节 由骶骨和髂骨的耳状面构成，关节面凹凸不平，彼此结合十分紧密。其前、后面分别由骶髂前韧带、骶髂后韧带加强。骶髂关节具有相当大的稳定性，以适应支持体重的功能。

2. 骶结节韧带和骶棘韧带 前者连在骶骨和坐骨结节之间，呈扇形；后者连在骶骨和坐骨棘之间。这两条韧带与坐骨小切迹围成坐骨小孔，骶棘韧带与坐骨大切迹围成坐骨大孔。

3. 耻骨联合 由两侧的耻骨联合面借纤维软骨构成的耻骨间盘连结而成。其上、下方分别由耻骨上韧带和耻骨间韧带加强。

4. 骨盆的分部和功能 骨盆被骶骨的岬、弓状线、耻骨梳、耻骨结节和耻骨联合上缘所围成的界线分为上方的大骨盆和下方的小骨盆。小骨盆上口为界线，下口由尾骨尖、骶结节韧带、坐骨结节、坐骨支、耻骨支和耻骨联合下缘围成。骨盆的主要功能是支持体重和保护盆腔器官。在女性，骨盆还是胎儿娩出的产道。女性骨盆外形宽短，骨盆上口近似圆形，较宽大，骨盆下口和耻骨下角较大。

（二）自由下肢骨的连结

1. 髋关节 由髋臼和股骨头构成。其结构特点是：股骨头关节面约为球形的 2/3，几乎全部纳入髋臼内。关节囊厚而坚韧，上端附于髋臼周缘，下方前面附于转子间线，后面被覆股骨颈内侧 2/3、颈的外 1/3 在囊外，故股骨颈骨折有囊内、外之分。另外，关节囊上、后及前壁均有韧带加强，唯有下壁较薄弱，故股骨头脱位常发生在此处。在关节腔内有股骨头韧带。髋关节可作屈、伸、收、展、旋内、旋外和环转运动，但其运动幅度远不及肩关节。

2. 膝关节 由股骨和胫骨的内、外侧髁及髌骨构成。其结构特点是：关节囊松弛，附于各关节面周缘，前面由髌韧带加强，两侧由胫侧副韧带和腓侧副韧带加强。膝关节腔内有前、后交叉韧带和内、外侧半月板。前、后交叉韧带可防止胫骨前后移位。内、外侧半月板可加深关节窝，增强关节的稳定性。膝关节主要作屈、伸运动，在半屈位时可作小幅度的旋内运动和旋外运动。

3. 踝关节 由胫、腓骨的下端与距骨滑车构成，主要可作背屈和跖屈的运动，在踝关节高度跖屈时，还可作轻度的侧方运动。

除上述关节外还有跗骨间关节、跗跖关节、跖趾关节和趾骨间关节。前两组关节运动幅度较小，后两组关节可作屈、伸运动。

4. 足弓 跗骨和跖骨连成的凸向上的弓称为足弓。分为前后方向上的内侧纵弓、外侧纵弓和内外方向上的横弓。横弓由骰骨、3 块楔骨和跖骨构成。足弓可增加稳固性和减少震荡等。

（三）关节腔穿刺术

关节腔穿刺术是将穿刺针刺入关节腔内，以达到诊断和治疗的目的。

1. 肩关节穿刺术 由肩峰下或三角肌前缘刺入，亦可在肱骨小结节和喙突之间进行穿刺。

2. 肘关节穿刺术 将肘关节极度屈曲，由后侧鹰嘴与肱骨外上髁之间刺入。

3. 髋关节穿刺术 有两个穿刺点，前方穿刺点选择在腹股沟韧带中点向下 2.5cm，再向外 2.5cm 处垂直刺入，穿刺时必须用手指触到股动脉，以免损伤；侧方穿刺点选择在股骨大转子的前下方，与皮肤呈 45°刺入，沿股骨颈向上推进 5～10cm，即可进入关节腔。

4. 膝关节穿刺术 由髌骨的外上角或内上角分别向内或外下方刺入。若积液不多，可将髌骨尽量向一侧推移，以确定髌骨与股骨髁之间的间隙。

【案例分析】

患者，男，18 岁，学生。因踢足球时与另一名球员相撞而跌倒，倒地时支持体重的右膝关节半屈曲，大腿旋内，小腿外展，右膝关节即感疼痛剧烈，不能伸膝。经检查在关节线的内侧端有严重触痛，随之膝关节前面出现严重肿胀。

问题思考：

1. 该病例的诊断是什么？
2. 膝关节为什么会锁住？膝关节前面为什么会出现严重肿胀？

解剖学解析：

1. 该病例诊断为半月板撕裂。
2. 当这名学生跌倒时，膝关节内侧半月板向外侧牵拉，膝关节突然活动，使相对不易活动的内侧半月板挤压在股骨和胫骨内侧髁之间，发生半月板撕裂。半月板撕裂后可发生卷曲而挤到关节面之间，限制膝关节进一步伸展，此即“膝关节交锁”现象。被撕裂的内侧半月板上可有压痛。外伤可引起滑液过度分泌而充满于关节腔和髌上囊内，因而膝关节前面出现严重肿胀。

【复习思考题】

名词解释： 界线 前交叉韧带 半月板 转子间线 足弓 轮匝带

问答题：

1. 下肢骨各由哪些骨组成？下肢骨的形态特点有何异同？
2. 在活体上能摸到下肢有哪些重要的骨性标志？

3. 髋骨由哪几部分构成？跗骨包括哪几块？

4. 骨盆的组成及男女骨盆的性别差异有哪些？

5. 比较髋关节和膝关节的结构差异。

6. 为什么说膝关节是全身最复杂的关节？

7. 为什么在下山时易造成足内翻扭伤？

（杨方玖）

第五节　肌　　学

【实验目的】

掌握内容：咀嚼肌的组成，咬肌、颞肌的位置和作用；胸锁乳突肌的位置、起止和作用；斜角肌间隙的围成及通过的结构；斜方肌、背阔肌、竖脊肌的位置、起止和作用；胸大肌、胸小肌、前锯肌、肋间内肌、肋间外肌的位置、起止和作用；膈的位置、形态、作用、3 个裂孔的位置及通过的主要结构；腹前外侧肌群的位置、分层和组成；腹直肌、腹外斜肌、腹内斜肌和腹横肌的位置、起止及作用；三角肌的位置、起止和作用；肱二头肌、肱三头肌的位置、起止和作用；髂腰肌、臀大肌的位置、起止和作用；股四头肌、缝匠肌、长收肌、大收肌、股二头肌、半腱肌、半膜肌的位置、起止和作用；小腿三头肌、胫骨前肌、胫骨后肌的位置、起止和作用。

全身重要肌性标志：咬肌、颞肌、胸锁乳突肌。斜方肌、背阔肌、竖脊肌、胸大肌、腹直肌。三角肌、肱二头肌、桡侧腕屈肌腱、掌长肌腱、尺侧腕屈肌腱、臀大肌、股四头肌、股二头肌腱、半腱肌肌腱、半膜肌肌腱、小腿三头肌和跟腱。

熟悉内容：骨骼肌的构造、形态分类、起止和作用；腹直肌鞘的构成和特点；腹股沟管的位置、构成及其内通过的结构；腹股沟三角的概念和临床意义；臂肌的分群及各肌群的组成、作用；腋窝、三角胸肌间沟、三边孔、四边孔、肘窝和腕管的组成；髋肌的位置、组成和作用；大腿肌的分群及各肌群的组成、作用；小腿肌的分群及各肌群的组成、作用；股三角的位置及构成。

了解内容：肌的辅助装置；面肌的组成、分布特点和功能；颈肌的位置、分群及各肌群的组成和作用；膈薄弱区的位置及临床意义；上肢带肌的位置、组成和作用；前臂肌的分群及各肌群的组成、排列顺序和作用；手肌的分群和各肌的位置和作用；收肌管和腘窝的组成；足肌的分群、位置和作用；

重点内容：上述掌握与熟悉内容。

难点内容：肌的起止和作用、各个局部结构。

【实验材料】

1. 医学虚拟仿真——数字人解剖系统。

2. 标本——瓶装标本：显示面肌、咀嚼肌、颈前外侧肌、颈深肌群标本、腹肌（水平切）、肌间隔、手肌、肋间肌、髂腰肌、足底肌；小儿尸体 2 具，1 具暴露躯干肌，另 1 具暴露膈肌及其裂孔；游离上肢和下肢；成人尸体 1 具。

3. 模型：咀嚼肌模型。

【实验内容】

一、肌学总论

在观察肌肉之前，先利用尸体观察筋膜。筋膜分为浅筋膜（皮下筋膜）和深筋膜（固有筋膜）。浅筋膜在皮下，由疏松结缔组织构成，内含大量脂肪，并有浅动脉、浅静脉、皮神经及淋巴结、淋巴管等通过。深筋膜由致密结缔组织形成，包被于肌肉、血管神经和脏器的外面，遍布全身。在四肢，深筋膜增厚并插入肌群之间，最后附着于骨，构成肌间隔，包裹肢体的深筋膜在某些部位增厚形成韧带或支持带。

二、肌学各论

（一）头肌

头部肌肉可分为活动面部皮肤的表情肌和运动下颌骨的咀嚼肌。

1. 表情肌

（观察瓶装标本、虚拟数字人解剖系统）

（1）颅顶肌：覆盖颅顶，在额部的肌腹（又名额肌）与枕部的肌腹（又名枕肌）间有帽状腱膜相连，额肌薄而且宽阔，起自帽状腱膜，止于眉部的皮肤，两侧的肌腹在额正中线部分相接（在鼻根上方）。枕肌起于上项线，止于帽状腱膜，该腱膜与颅顶骨膜借疏松结缔组织相连，其浅面为颅顶盖的浅筋膜，帽状腱膜本身为坚实的纤维片，其两侧至颞部变薄。

作用：额肌提起眉毛，能使额部形成横纹，枕肌可向后牵引帽状腱膜。

（2）面肌：大部分均有骨性起点，但多止于皮肤，它们收缩时能使皮肤形成不同的皱纹，赋予颜面以各种表情，这些肌肉主要位于面部各孔之周围，有环行肌与辐射肌之分，环行肌位置较浅，辐射肌位置较深，前者具有括约肌的作用，后者具有开大肌的作用。

（3）眼轮匝肌：在眼眶和上、下眼睑的表面，环绕眼裂，主要分为眶部和睑部，它们起自睑内侧韧带（乃在内侧眼角处的横行纤维索，甚短）和邻近的骨面，眶部肌纤维向外环绕眼眶，止于眉和额的皮肤。睑部有上、下两部（位于上、下睑的浅面）纤维均行向外侧，在眼的外侧相遇。

（4）口轮匝肌：环绕口部周围的肌肉，除其本身的纤维外还有汇向口角诸肌的纤维加入。

（5）口周围辐射排列的肌肉：由口周围向口部集中的辐射状排列的肌肉较多，有上唇方肌、颧肌、笑肌、三角肌、下唇方肌及居深面的尖牙肌和颊肌等。上唇方肌、颧肌和尖牙肌均位于上唇的上方，都可上提上唇并使口角向上外方，使鼻唇沟加深。由于上唇方肌部分纤维止于鼻，故亦有开大鼻孔的作用。笑肌位于口角外侧，肌纤维横行，可拉口角向外，三角肌和下唇方肌位于下唇的下方，可拉下唇，并使口角向下外方。颊肌位于面颊深部为一长方形扁肌，纤维横行。此肌收缩使颊内陷，若与口轮匝肌同时收缩驱使食物入固有口腔。

口周围诸肌在人类发出有音节的语言及表情中有重要作用，在饮食、吸吮、吹奏等活动中亦有显著作用。

2. 咀嚼肌

（观察瓶装标本、模型、虚拟数字人解剖系统）

（1）咬肌：呈长方形，部分被腮腺和颈阔肌遮盖，起自颧弓下缘和其内面，向下止于下颌支外侧面的咬肌粗隆。

作用：上提下颌。

（2）颞肌：约呈扇形，位于颞区，起自颞窝及颞筋膜（颞筋膜上缘附着在颞线上，下缘附于颧弓），下端逐渐尖削，止于下颌骨冠突。

作用：前部纤维上提下颌，后部纤维后引下颌。

（3）翼外肌：起于蝶骨大翼的下面及翼突外侧板的外面，向后外方止于下颌骨翼肌凹及附近的关节囊。

作用：一侧收缩使下颌向对侧移动，两侧同时收缩可牵引下颌。

（4）翼内肌：位于下颌支的内侧面，起自翼突窝，止于下颌骨翼肌粗隆。

作用：上提下颌。

（二）颈肌

（观察瓶装标本、模型、虚拟数字人解剖系统）

1. 颈浅肌群

（1）颈阔肌：为人体中最大皮肌，呈薄片状，覆盖颈前部的肌肉和颜面下部（下颌体的浅面），起自锁骨下方的筋膜，越过锁骨，行向上内，肌束的一部分附于下颌体下缘，另一部分越过下颌的浅面附于口角。

作用：下降下颌并能牵引口角向下，使颈部出现皱褶。

（2）胸锁乳突肌：为颈阔肌所遮盖，起自胸骨柄和锁骨的胸骨端，斜向上后，止于乳突。

作用：此肌一侧收缩时使头向同侧屈，面转向对侧。两侧同时收缩时使头后仰。

2. 舌骨上、下肌群（颈前肌群）

（1）舌骨下肌群（包括肩胛舌骨肌、胸骨舌骨肌、胸骨甲状肌及甲状舌骨肌）：位于舌骨和胸骨之间（肩胛舌骨肌到肩胛骨）颈正中线的两旁，喉和甲状腺之前。

1）肩胛舌骨肌：为细长的肌肉，该肌有两肌腹，借中间腱相连，下腹起自肩胛骨的上缘，行向上前在胸锁乳突肌下部的深面，借中间腱移行为上腹，此腹几乎垂直上行止于舌骨体（下缘）。

2）胸骨舌骨肌：垂直排列在胸骨和舌骨之间颈正中线的两侧，起自胸骨柄后面，止于舌骨体。

3）胸骨甲状肌：在上述肌的深面，颈正中线的两侧，起自胸骨柄和第 1 肋软骨后面，止于甲状软骨斜线。甲状软骨斜线是甲状软骨板外侧面上一条粗糙的线。

4）甲状舌骨肌：可当作胸骨甲状肌至舌骨的连续部，起于甲状软骨斜线，止于舌骨外侧部。

作用：舌骨下肌群的作用主要是下降舌骨。另外胸骨甲状肌还可下降喉，而甲状舌骨肌使甲状软骨与舌骨互相接近。

（2）舌骨上肌群（包括二腹肌、茎突舌骨肌、下颌舌骨肌和颏舌骨肌）：位于舌骨、下颌骨和颅底之间。观察瓶装标本。

1）二腹肌：位于下颌骨的上方，借中间腱分为前后两腹，后腹较长，起自颞骨乳突切迹，行向下前，在舌骨稍上方移行为中间腱。前腹起自下颌骨二腹肌窝，行向下后与中间腱相续，该腱借坚实的纤维组织附于舌骨体和大角交接处。

2）茎突舌骨肌：在二腹肌后腹上方并与之伴行，呈细的纺锤形，起自颞骨茎突，行向下前，止于舌骨体，近止端处为二腹肌的中间腱所贯穿。

3）下颌舌骨肌：为宽阔的肌肉与对侧同名肌一起张于下颌骨和舌骨之间，形成口腔之底，起自下颌骨颌舌线的全长，后部纤维止于舌骨体，左右二肌的前部和中部纤维相遇于由颏棘至舌骨体的正中线上。

4）颏舌骨肌：位于下颌舌骨肌的深面，以短腱起自颏棘，止于舌骨体。

舌骨上肌群的作用是上提舌骨（当下颌骨固定时）或下降下颌（当舌骨固定时），茎突舌骨肌引舌骨向上方。

3. 颈深外侧肌群 此群包括前、中、后 3 对斜角肌，按其前、中、后次序排列，位于脊柱颈段的两侧，起自颈椎横突。止于第 1、2 肋。

（1）前斜角肌：起自（第 3～6）颈椎横突，止于第 1 肋上的斜角肌结节。

（2）中斜角肌：起自（下 6）颈椎横突，止于第 1 肋的上面（锁骨下动脉沟后的区域）。

（3）后斜角肌：起自（下 3）颈椎横突，止于第 2 肋的上面。

作用：各斜角肌收缩可提第 1、2 肋，或使颈屈向同侧。

斜角肌间隙：是前、中斜角肌与第 1 肋之间的空隙，内有锁骨下动脉和臂丛神经通过。

（三）背肌

（以下肌肉在小儿尸体、游离肢体、成年尸体、虚拟数字人解剖系统上观察）

1. 斜方肌 呈三角形，位于枕区、背部，左右二肌合于一起呈不等边的四边形，故名斜方肌。每肌以短腱起于上项线、枕外隆凸、项韧带及全部胸椎棘突，止于锁骨的外侧 1/3 部分、肩峰及肩胛冈。

作用：上部肌束提肩胛骨，下部肌束降肩胛骨，全肌使肩胛骨向脊柱靠拢，当肩胛骨固定时可使头后仰。

2. 背阔肌 为全身最阔的肌肉，左右各一，约呈扁三角形，位于背部下半及胸侧区，以腱膜起于下 6 个胸椎棘突、全部腰椎棘突及髂嵴，以扁腱止于肱骨小结节嵴。

作用：内收、后伸及内旋肱骨，若上肢固定可引体向上（如攀树）。

3. 肩胛提肌 位于斜方肌之深面，起自上 4 个颈椎横突，止于肩胛骨上角。

作用：上提肩胛骨（且使肩胛骨稍向内侧移动）。

4. 菱形肌 位于斜方肌深面，因该肌为菱形故名菱形肌，起自下部颈椎和上部胸椎（第 6、7 颈椎和上 4 个胸椎）的棘突，肌束向下外斜行，止于肩胛骨的脊柱缘。

作用：牵引肩胛骨向内上并向脊柱靠拢。

5. 竖脊肌（骶棘肌） 张于骶骨和枕部之间的区域内，为位于棘突两侧的粗大肌肉柱。该肌在腰部以一总腱起于骶骨背面和髂嵴后部，向上主要止于棘突、肋角和颞骨乳突。

作用：伸脊柱，并可仰头。一侧收缩使脊柱侧屈。

6. 背部筋膜 在腰部包裹竖脊肌的筋膜特别发达，称为胸腰筋膜，分为浅、中深三层。浅层位于竖脊肌的后面，向内附于棘上韧带，向外侧附于肋角，向下附于髂嵴，也是背阔肌的起始腱膜。中层分隔竖脊肌和腰方肌，中层和浅层在外侧会合，构成竖脊肌鞘。深层覆盖腰方肌的前面。三层筋膜在腰方肌外侧缘会合而成为腹内斜肌和腹横肌的起始点。由于腰部活动度大，在剧烈运动中，胸腰筋膜常可扭伤，为腰背劳损之一。

（四）胸肌

（以下肌肉成年尸体、肋间肌瓶装标本、虚拟数字人解剖系统上观察）

1. 胸上肢肌

（1）胸大肌：位于胸前皮下，为宽阔的肌肉，起于锁骨内侧半、胸骨前面、上 6 个肋软骨和腹直肌鞘的前层（后查），各部共同止于肱骨大结节嵴。

作用：内收、旋内和前屈上臂，上臂固定时可引体向上（如攀树）。

（2）胸小肌：在胸大肌的深面，略呈三角形，起于第 3～5 肋骨与其肋软骨相接处，止于肩胛骨喙突。

作用：引肩胛骨向下向前，若肩胛骨固定时则提肋。

（3）前锯肌：贴附于胸廓侧壁，一部分为胸大、小肌所遮盖，以肌齿起于上 8 肋或 9 肋外面，下部肌齿与腹外斜肌的肌齿起点交错（后查），行向后上内，止于肩胛骨的脊柱缘及下角。

作用：引肩胛骨向前，使肩胛骨下角旋外，助臂上举。

2. 胸固有肌 在全部肋间隙中均张有两层薄肌，其肌束颇短，连续相邻两肋。

（1）肋间外肌：在肋间隙内，居于浅层，起于肋骨下缘，其纤维行向下内，止于下一肋骨的上缘。自肋骨与肋软骨结合处向前至胸骨缘，则移行为肋间外膜。

（2）肋间内肌：在肋间隙内，居于深层，起于下一肋的上缘，其纤维向上内方与肋间外肌交叉，止于上一肋的下缘。

作用：一般认为，当第 1 肋借助斜角肌（后查）固定时，肋间外肌收缩能上提肋骨以扩大胸腔，助吸气。当第 12 肋借腰方肌固定时，肋间内肌收缩能下降肋骨以缩小胸腔，助呼气。

（五）腹肌

（以下肌肉在成年尸体、虚拟数字人解剖系统上观察）

1. 腹前外侧壁的肌肉

（1）腹外斜肌：为腹前外侧壁最浅层的扁肌，以肌齿起于下 8 肋的外面，其上部肌齿与前锯肌的下部肌齿相交错，其纤维行向下内，趋近腹直肌外侧缘时则移行为腱膜，经腹直肌前面至腹正中线，与对侧腱膜相交织，此处称为白线。腹外斜肌腱膜参与形成腹直肌鞘。腹外斜肌后部一部分纤维止于髂嵴前部，其腱膜的下缘形成腹股沟韧带，张于髂前上棘与耻骨结节之间。

（2）腹内斜肌：大部分为腹外斜肌所遮盖，并较其为小，该肌起于胸腰筋膜、髂嵴和腹股沟韧带外侧半，肌束行向上前止于下 3 肋的下缘，其余的肌束在趋近腹直肌外侧缘时移行为腱膜，参与形成腹直肌鞘和白线，其最下的肌束与精索伴行，形成提睾肌。

（3）腹横肌：腹内斜肌的深面，起于下 6 肋软骨的内面、胸腰筋膜、髂嵴和腹股沟韧带外侧 1/3 或 1/2，肌束横行向前，至腹直肌外侧缘移行为腱膜，也参与形成腹直肌鞘和白线。此肌深面有一层薄的深筋膜名为腹横筋膜。

腹内斜肌和腹横肌二者腱膜的内下份相会合，沿腹直肌的外缘下降，同止于耻骨梳的内侧端及耻骨结节附近，称为腹股沟镰。

（4）腹直肌：位于腹前壁正中线的两侧，其外被以腱膜性套名腹直肌鞘（以后观察）。该肌起于耻骨嵴及耻骨联合的前面，止于第 5～7 肋软骨和剑突的外面，肌腹被由结缔组织所形成的腱划分隔，该腱划有 3～4 个，与腹直肌鞘的前层相连。

腹部肌肉的功能：①保护腹内脏器，维持腹腔内的压力；有助于固定腹内脏器的位置，还能促使腹腔内的中空器官排出其内容物如排便、分娩、呕吐等。②帮助深呼气。③与背部纵肌拮抗，使脊柱前屈、侧屈与旋转。④以胸廓为定点可提起骨盆（如攀树时）。

（5）腹直肌鞘：为包被腹直肌的腱膜鞘，有前后两层，前层由腹外斜肌腱膜和腹内斜肌腱膜的前层所形成（腹内斜肌的腱膜在腹直肌外侧缘分为前后两层，前层参加腹直肌鞘的前层，后层参加鞘的后层），鞘的后层由腹内斜肌腱膜的后层和腹横肌腱膜所形成，但是鞘的后层在脐以下 4～5cm 处，由于 3 个扁肌的腱膜全部移至前层，使后层欠缺，在转移处形成一条弧形的分界线，称为弓状线（半环线），因此，在弓转状线以下的区域，腹直肌的后面直接与腹横筋膜相贴。

2. 腹后壁的肌肉 腰方肌位于腰椎外侧，在第 12 肋和髂嵴之间，起自髂嵴和下部腰椎横突，止于第 12 肋的下缘和上部腰椎横突。此肌作用为下降和固定第 12 肋，并使脊柱侧屈。

3. 腹股沟管 腹股沟管为位于腹股沟韧带稍上方的一条肌性裂隙，管的长轴几乎与腹股沟韧带平行，长 4～5cm，在男性容有精索及其被膜；在女性容有子宫圆韧带。管的前壁为腹外斜肌腱膜和腹内斜肌部分肌纤维；后壁为腹横筋膜，并有腹股沟镰增强；上壁为腹内斜肌和腹横肌的下部肌纤维形成的弓状下缘；下壁为腹股沟韧带内侧半。外口为腹股沟管皮下环，内口为腹股沟管腹环。

（六）膈

（在打开胸、腹腔童尸及成年尸体、虚拟数字人解剖系统上观察）

膈为分隔胸、腹腔的肌性与纤维性隔，呈双穹隆状凸向胸腔，按其起点可分为胸骨部（前部）、肋部（外侧部）和腰部（后部）3 部。胸骨部起自剑突后面，肋骨部起自下 6 肋骨与肋软骨邻接部的内面，腰部以左、右二膈脚起自上部腰椎，各部纤维向中央汇集而止于中心腱（是膈肌中央颇阔而且呈肾形的腱膜）。左、右膈脚起自上部腰椎体的前面，其纤维向下与脊柱的前纵韧带相续；向上，左右两脚相遇于椎体的前面，并与之围成一孔称为主动脉裂孔，两脚纤维于此相遇后又复分离，在正中线稍左靠近中心腱处形成第二孔称为食管裂孔，在正中线偏右的中心腱内形成另一孔称为腔静脉裂孔。

膈是主要的呼吸肌，收缩时，中心腱下降使胸腔扩大，引起吸气，膈肌弛缓胸腔缩小，此时即呼气。膈与腹部诸肌同时收缩时压迫腹腔，促使腹腔内的中空器官排出其内容物。

（七）上肢肌

（在游离上肢、成年尸体、虚拟数字人解剖系统上观察）

1. 上肢带肌

（1）三角肌：约呈三角形，覆盖肩关节的外上方，起于锁骨外侧 1/3、肩峰和肩胛冈，其纤维向下外聚合，止于肱骨的三角肌粗隆。

作用：中部纤维外展上臂，前部纤维屈和内旋上臂，后部纤维伸和外旋上臂。

（2）冈上肌：起自冈上窝，横行向外渐次聚合成稍圆的腱束，经过肩峰的深面，止于肱骨大结节上部。

作用：外展上臂

（3）冈下肌：起自冈下窝，横行向外渐次聚合，止于肱骨大结节的中部。

作用：外旋上臂。

（4）小圆肌：位于冈下肌的下方，起于肩胛骨腋缘的背面，行向外侧止于肱骨大结节的下部后面。

作用：与冈下肌相同。

（5）大圆肌：较粗大，位于肩胛下肌及小圆肌下方。起自肩胛骨下角的背面，紧贴背阔肌并与之同止于小结节嵴。

作用：后伸、内收及内旋上臂。

（6）肩胛下肌：充填于肩胛骨的肋面，肌束向上外集合，经肩关节之前方，止于肱骨小结节。

作用：内旋上臂。

2. 臂肌

（1）前群（屈肌群）

1）肱二头肌：位于上臂的前面浅层，呈梭形，有长短二头，长头在外侧起于肩胛骨的盂上结节，通过肩关节囊，沿肱骨结节间沟下降，短头起于肩胛骨的喙突，两头于上臂下部会合，再行向下，过肘关节前，止于桡骨粗隆。

作用：屈前臂，并使前臂旋后。

2）喙肱肌：贴附在肱二头肌短头内侧，起于肩胛骨的喙突，止于肱骨内侧面的中部。

作用：屈及内收上臂。

3）肱肌：在肱二头肌的深面，起于肱骨体下半的前面，止于尺骨粗隆。

作用：屈前臂。

（2）后群（伸肌群）：肱三头肌位于上臂后面，有长头、外侧头和内侧头。长头起于肩胛骨盂下结节，在大、小圆肌间下降，外侧头与内侧头分别起自肱骨体后面桡神经沟外上方和内下方的肱骨体的骨面，三头连接成一个共同腱止于尺骨鹰嘴。

作用：伸前臂，其长头助内收和后伸上臂。

3. 前臂肌

（1）前臂肌前群：主要为屈肌及旋前肌，共9块，位于前臂的前面及内侧，排列成4层。

1）肱桡肌：位于前臂桡侧浅面，起自肱骨外上髁的上方，经前臂桡侧，止于桡骨茎突。

作用：屈前臂。

2）旋前圆肌：位于前臂上部，起自肱骨内上髁的屈肌总腱，由上内斜向下外，止于桡骨中部外侧面。

作用：使前臂旋前（并屈前臂）。

3）桡侧腕屈肌：由上向下外斜位于前臂的浅面，起于肱骨内上髁，止于第2掌骨底。

作用：屈腕并使手外展。

4）掌长肌：位于上述肌肉的内侧，其肌腹短而肌腱长，起自肱骨内上髁，止于掌腱膜（为手掌的深筋膜，厚而结实）。

作用：屈腕。

5）尺侧腕屈肌：位于前臂尺侧，起自肱骨内上髁及鹰嘴，止于豌豆骨。

作用：屈腕并使腕关节内收。

6）指浅屈肌：此肌的肌腹为上述数肌所遮蔽，在前臂下部，其腱浅在。该肌起自肱骨内上髁的屈肌总腱及桡骨前面上半，止腱有4条向下行，经腕管入掌，分别进入内侧四指的屈肌腱鞘，止于第2～5指中节指骨体的两侧。

作用：屈腕、屈尺侧四指的近侧指关节及掌指关节。

7）拇长屈肌：位于前臂桡侧，桡侧腕屈肌的深面，起自桡骨体前面和前臂骨间膜，其腱经腕管入掌，止于拇指末节指骨底。

作用：屈拇指。

8）指深屈肌：在前臂尺侧浅层肌的深面，起自尺骨体前面及骨间膜，止腱有四，与指浅屈肌的四腱共同经过腕管入掌，更下行进入指屈肌腱鞘内，并穿过指浅屈肌腱的裂口，止于内侧 2～5 指的末节指骨底。

作用：屈指及腕。

9）旋前方肌：位于前臂远端的掌面，呈四方形，起自尺骨远端前面，止于桡骨远端前面。

作用：前臂旋前。

（2）前臂肌后群：主要为伸肌，位于前臂后面及外侧，排列为浅、深二层。

浅层肌共 5 块，以伸肌总腱共同起自肱骨外上髁和邻近的深筋膜。由外向内依次为：

1）桡侧腕长伸肌：位于前臂桡侧，其腱向下越过桡骨背面，止于第 2 掌骨底的背面。

作用：伸腕并使手外展。

2）桡侧腕短伸肌：位于桡侧腕长伸肌的深面，其腱下行，止于第 3 掌骨底的背面。

作用：伸腕。

3）指伸肌：位于桡侧腕伸肌的尺侧，肌纤维向下移行为 4 条长腱，经腕背侧韧带深面，过腕背入手背，分别到达内侧四指的指背，形成指背腱膜，止于各指中节和远节指骨底。在手背，四条肌腱联合相连。

作用：伸指及腕。

4）小指伸肌：肌腹细长，贴附于指总伸肌内侧，止于小指指背。

作用：伸小指。

5）尺侧腕伸肌：位于前臂背面尺侧，肌腱下行止于第 5 掌骨底的背面。

作用：伸腕及使手内收。

深层亦有 5 块：

1）旋后肌：甚短，位于肱桡肌，桡侧腕伸肌和指伸肌的深面，起自肱骨外上髁及尺骨上端，其纤维斜向下外，并向前包绕桡骨，止于桡骨上 1/3 的前面。

作用：使前臂旋后。

在旋后肌的下方还有 4 块肌肉，它们皆起自桡骨、尺骨和骨间膜的背面，由桡侧向尺侧排列，计有：

2）拇长展肌：位于指伸肌和尺侧腕伸肌的深面，其腱向下斜过桡侧腕伸肌腱的浅面，止于第 1 掌骨底。

作用：外展拇指。

3）拇短伸肌：紧贴于拇长展肌的内侧与之并行，肌腱细长，下止于拇指近节指骨底。

作用：伸拇指。

4）拇长伸肌：位于上肌的内侧，腱斜向下外方，止于拇指末节指骨底。

作用：伸拇指。

5）示指伸肌：位于最内侧，它的腱止于示指的指背腱膜。

作用：伸示指。

4. 手肌

（瓶装、虚拟数字人解剖系统上观察）

手的固有肌全部位于手的掌面，分为 3 群，即外侧群、内侧群和中间群。

（1）外侧群（鱼际）：位于拇指侧，包括 4 块肌肉，排列为浅、深两层，各有 2 块肌，它们形成手掌拇指侧的隆起，称为鱼际。

1）拇短展肌：位于鱼际浅层外侧。

2）拇短屈肌：位于浅层的内侧。

3）拇指对掌肌：属深层肌，位于拇短展肌的深面。

4）拇收肌：在本群肌中位置最深，位于拇指对掌肌的内侧。

以上各肌的作用，一般如其命名。

（2）内侧群（小鱼际）：位于小指侧，包括三块肌肉，它们形成手掌小指侧的隆起，称为小鱼际。

1）小指展肌：位于浅层内侧。

2）小指短屈肌：位于浅层外侧。

3）小指对掌肌：位于上述二肌深面。

内侧群各肌的作用亦如其命名。

（3）中间群：位于手掌的中间部分掌心，包括蚓状肌和骨间肌。

1）蚓状肌：为 4 条细束状小肌，起自指深屈肌腱，分别至第 2～5 指，肌腱经各相应指的掌指关节的桡侧到指背，主要止于指背腱膜。

作用：屈掌指关节，伸指间关节。

2）骨间肌：共 7 块，位于掌骨的骨间隙内，骨间掌侧肌有 3 条，位于骨间隙的掌侧，骨间背侧肌有 4 条，位于骨间隙背侧，二肌均起自掌骨，前者止于第 2、4、5 指的指背腱膜，后者止于第 2～4 指的指背腱膜。

作用：骨间掌侧肌使第 2、4、5 指内收，骨间背侧肌使第 2～4 指外展（以第 3 指的中线为标准）。

5. 上肢局部记载

（1）三边孔：乃由小圆肌，大圆肌和肱三头肌长头所围成。

（2）四边孔：在三边孔的外侧，由上述三肌和肱骨外科颈所围成。

（3）肘窝：在肘前，外侧界是肱桡肌，内侧界是旋前圆肌，上界为肱骨内、外上髁之间的连线。窝内主要结构由外向内主要有肱二头肌腱、肱动脉及其分支、正中神经。

（4）腋窝：为在上臂上端与胸壁间的截顶锥体形的间隙，前壁为胸大、小肌，后壁为背阔肌，大圆肌及肩胛下肌，外侧壁为肱二头肌及喙肱肌，内侧壁为前锯肌，上口由锁骨、第 1 肋和肩胛骨上缘围成，下口在活体上遮有腋筋膜和皮肤。腋窝内有供应上肢的血管、神经干通过，并含有淋巴结、淋巴管和脂肪等。

（八）下肢肌

（在游离下肢、成年尸体、虚拟数字人解剖系统上观察）

下肢肌可分为髋肌、大腿肌、小腿肌和足肌 4 部分。

1. 髋肌 又称盆带肌，起自骨盆的内面和外面，越过髋关节，止于股骨的近侧端。根据它们和髋关节的位置关系，分为前、后两群。

（1）前群：有髂腰肌和阔筋膜张肌。

1）髂腰肌：包括腰大肌和髂肌。

A. 腰大肌：约呈圆柱形，位于脊柱腰段的两侧，居腰方肌内侧部的前方，起于腰椎体的侧面和横突。

B. 髂肌：呈扇形，占据整个髂窝并起于该窝，向下两肌相合，过腹股沟韧带的深面进入股部（即大腿部），止于股骨小转子。

作用：二肌共同屈大腿，大腿固定时则使骨盆前倾及屈腰部脊柱。

2）阔筋膜张肌：位于大腿的前外侧，肌腹扁平。起自髂前上棘，肌腹被包在阔筋膜两层之间，在大腿上、中 1/3 段交界处，移行于髂胫束。

作用：屈大腿并使阔筋膜紧张。

（2）后群：此群肌肉主要位于臀部，故又称臀肌，主要有：

1）臀大肌：宽而厚，略呈四方形，与臀部皮下脂肪组织共同成臀部隆凸的外形。该肌主要起自髂骨外面（后份）、骶尾二骨背面和骶结节韧带。肌束粗大，往下外方止于股骨后面的臀肌粗隆和髂胫束。

作用：为髋关节的有力伸肌。

2）臀中肌：约呈三角形，部分为臀大肌所覆盖。起自髂骨外面，止于股骨大转子的上外面。

作用：外展大腿。

3）臀小肌：位于臀中肌的深面。起自髂骨外面（前份），止于股骨大转子。

作用：同臀中肌。

4）梨状肌：起端在骨盆内。起自骶骨的前面，往外经坐骨大孔出盆入臀部，止于股骨大转子尖。

作用：外展及外旋大腿。

5）闭孔内肌：位于小骨盆内侧壁。起自闭孔膜的内面及其周围的骨面，肌束向后集中成为肌腱，经坐骨小孔出骨盆转折向外，止于转子窝。

作用：外旋大腿。

6）股方肌：呈扁长方形，张于坐骨结节和转子间嵴之间。

作用：外旋大腿。

7）闭孔外肌：起自闭孔膜的外面及周围的骨面，行向后外方，经过髋关节的下面和后面，止于转子窝。

作用：外旋大腿。

2. 大腿肌 分前群、内侧群和后群。

（1）前群：位于股前部。

1）缝匠肌：为狭长的扁带状肌，起自髂前上棘，斜向下内方，止于胫骨上端内侧面。

作用：屈大腿及小腿，并使已屈的小腿内旋。

2）股四头肌：为全身中最大的肌肉，包括 4 部分，即股直肌、股内侧肌、股外侧肌和股中间肌。其中仅股直肌起自髋骨，其余皆起自股骨，止腱将髌骨包裹，下续为髌韧带，止于胫骨粗隆。

A. 股直肌：其纤维排列成羽状，位于股骨中部的浅面。

B. 股中间肌：位于股直肌的深面，紧贴股骨之前。

C. 股外侧肌：位于股中间肌的外侧，紧贴股骨的后外侧面。

D. 股内侧肌：位于股骨的前内侧，股直肌的内侧。

作用：伸小腿，股直肌并有屈大腿的作用。

（2）内侧群：位于大腿的内侧，属内收肌群，共 5 块。

1）耻骨肌：为长方形的短肌，斜行，位于大腿根部，髂腰肌的内侧。

2）长收肌：呈三角形的扁肌，位于耻骨肌的内侧。

3）股薄肌：位于大腿最内侧，为一长带状肌。

4）短收肌：为近似三角形的扁肌，位于耻骨肌和长收肌的深面。

5）大收肌：为最大的内收肌，很强厚，呈三角形。此肌位置最深，为上述数肌所覆盖。

大腿内侧群肌肉，共同起自闭孔周围的耻骨支、坐骨支和坐骨结节的骨面。肌群向外下方展开，止于股骨粗线。但股薄肌汇于胫骨上端内侧。在大收肌下份的抵止处，腱和骨之间有一裂孔，称为收肌腱裂孔，此孔为大血管穿行的孔道。内侧肌群的作用：主要使大腿内收并能使大腿外旋。

（3）后群：包括股二头肌、半腱肌和半膜肌，它们共同起自坐骨结节，往下经过髋关节和膝关节的后方，分别止于腓骨和胫骨的上端。

1）股二头肌：位于股后外侧，有长、短两个头，长头起自坐骨结节，短头起自股骨粗线，两头会合，移行于肌腱，止于腓骨头。

2）半腱肌：位于股后部内侧，在半膜肌浅面，起自坐骨结节，向下借一较长的腱止于胫骨上端内侧。

3）半膜肌：位于半腱肌深面，借较长的腱膜起自坐骨结节，向下止于胫骨髁内侧面。

以上三肌的作用为屈小腿、伸大腿，在膝关节屈时，股二头肌能使小腿外旋，半腱肌及半膜肌使小腿内旋。

3. 小腿肌　分为前群、外侧群及后群。

（1）前群：为位于小腿骨间膜前面的肌肉，由内侧向外侧，为胫骨前肌，䠀长伸肌和趾长伸肌。

1）胫骨前肌：位于胫骨前缘的外侧，起自胫骨的外侧面及骨间膜，其腱向下行至足背内侧缘，止于第 1 楔骨和第 1 跖骨底。

作用：伸踝关节（背屈），使足内翻。

2）趾长伸肌：与胫骨前肌并列，起自腓骨前面及骨间膜，止腱有五，通过足十字韧带深面，第 1～4 腱止于第 2～5 趾，第 5 腱止于第 5 跖骨底，特名第 3 腓骨肌（此肌有时缺如）。

作用：伸踝关节、伸趾，并可使足外翻。

3）䠀长伸肌：位于上述两肌之间，起端并为它们所掩盖，起自腓骨前面（中份）及附近骨间膜，止于末节趾骨底。

作用：伸踝关节、伸趾。

（2）外侧群：位于小腿外侧部，几乎掩盖腓骨全长。

1）腓骨长肌：位置较浅，其上部直接贴附腓骨，下部遮盖腓骨短肌，起自腓骨上部，其长腱绕过外踝后方而入足底，斜过足底止于第 1 楔骨底和第 1 跖骨底。

作用：使足外翻和屈踝关节，此外，腓骨长肌腱和胫骨前肌共同形成“腱环”，对维持足横弓的内翻、外翻有重要作用。

2）腓骨短肌：较上肌为短，起自腓骨外侧面下半，其腱与腓骨长肌腱一同下降，绕过外踝之后，再沿跟骨外侧前行，止于第 5 跖骨底。

作用：使足外翻和屈踝关节。

（3）后群：此群肌分为浅、深二层。

1）浅层：有腓肠肌和比目鱼肌，合称小腿三头肌。

A. 腓肠肌：位于膝及小腿后面，乃小腿后面最浅的肌肉，有内、外侧两头，分别起于股骨内、外踝，二头聚合，约在小腿中部移行为腱止于跟骨。

作用：屈踝关节和膝关节。

B. 比目鱼肌：位于上肌深面，起自腓骨后面的上部和胫骨比目鱼肌线，与腓肠肌以共同腱（称为跟腱）止于跟骨。

作用：屈踝关节。

2）深层：除腘肌为一短肌位于在膝关节后面下方外，其余均为长肌。它们由内向外排列依次为趾长屈肌、胫骨后肌和踇长屈肌。

A. 腘肌：紧贴膝关节囊及小腿上端的后面，起自股骨外上髁，肌束斜向下内方，止于胫骨后面比目鱼肌线上方。

作用：屈膝关节并使小腿内旋。

B. 趾长屈肌：位于胫侧，起于胫骨体后面中部，其腱下行与胫骨后肌腱交叉，经内踝之后而至足底，分为四腱，分别至外侧四趾，止于第 2～5 趾的远节趾骨底。

作用：屈第 2～5 趾和踝关节。

C. 踇长屈肌：位于腓侧，起自腓骨后面下部（2/3），其腱经内踝之后入足底，循足内侧直至踇趾远节趾骨底。

作用：屈踝关节和屈踇趾。

D. 胫骨后肌：界于趾长屈肌与踇长屈肌之间，直接贴附骨间膜，起自骨间膜及其邻近的胫、腓二骨，共腱下行经内踝后方而入足底，主要止于舟骨粗隆。

作用：屈踝关节和使足内翻。

4. 足的肌肉

（瓶装、虚拟数字人解剖上观察）

足肌可分为足背肌和足底肌。足背肌为趾短伸肌和踇短伸肌，均位于足背，表面被踇长伸肌腱所覆盖，肌腹短而扁，能伸内侧四趾。足底肌也分为内侧群、外侧群和中间群。内侧群（按深浅位置叙述）有踇展肌、踇短屈肌和踇收肌；外侧群有小趾展肌和小趾短屈肌；中间群（按深浅位置关系叙述）有趾短屈肌、足底方肌、4 条蚓状肌、3 块骨间足底肌和 4 块骨间背侧肌。各肌作用同其名。

5. 下肢的局部记载

（1）股三角：观察三角之界限及其内容物，外侧界为缝匠肌内侧缘，内侧界为长收肌内侧缘，上界为腹股沟韧带。前壁为阔筋膜，底为髂腰肌、耻骨肌和长收肌，三角内有股神经、股血管和淋巴结等。

（2）腘窝：腘窝为位于膝后之菱形窝，其上外界为股二头肌，上内界为半膜肌，下界为腓肠肌的内、外侧头。

（3）收肌管：在缝匠肌深面有一筋膜性管，其上口接股三角尖部，内有神经血管通过。管前壁除缝匠肌外还为一片腱膜所遮盖，此腱膜张于股内侧肌和股内收肌之间。管的外侧壁为股内侧肌，后壁为大收肌。此管向后下经收肌腱裂孔通入腘窝。

（4）梨状肌上、下孔：翻开臀大肌，可见坐骨大孔被梨状肌分为上、下两个小裂隙，分别称为梨状肌上孔、梨状肌下孔，有神经血管通过。

【案例分析】

一位 20 岁男性跨栏运动员，比赛起跑时，突然感到右脚跟剧痛，不能动弹。体查：可摸到右侧紧张的小腿肌肉形成硬块，触疼明显，尤以跟骨结节上方 3～5cm 处疼痛难忍、局部明显肿胀伴皮下淤血，右膝关节屈曲力减弱，足踝明显不能屈。

问题思考：

1. 据所学解剖学知识，你会做出什么样的初步诊断？

2. 如果证实了你的诊断，建议处理措施有哪些？

解剖学解析：

初步诊断：跟腱断裂。

建议措施：住院。新鲜跟腱断裂的治疗有保守和手术两种方法。前者采用膝上管形石膏把足固定于极度跖屈位或采用屈膝、足跖屈位夹板固定法治疗。保守疗法常因跟腱断裂间瘢痕组织较多而失去坚韧性，而跟腱相对延长使跖屈力减弱，效果较差。故多数学者赞成通过手术缝合以恢复跟腱的完整性和坚韧性，尽快恢复小腿三头肌的肌力。如果修复失败，可考虑踇长屈肌腱移植。

【复习思考题】

名词解释： 斜角肌间隙　股三角　腹股沟管　腹直肌鞘　弓状线　腹股沟韧带　肌腱袖

问答题：

1. 试述咀嚼肌的名称、位置及作用。

2. 试述膈的位置、形态、裂孔、通过的结构及作用。

3. 经上腹左侧腹直肌切口，由浅入深依次需经过哪些结构才能进入腹膜腔？

4. 经上腹正中切口，由浅入深依次需经过哪些结构才能进入腹膜腔？

5. 在右下腹麦氏点做麦氏切口，由浅入深依次需经过哪些结构才进入腹膜腔？

6. 参加呼吸运动的肌主要有哪些？

7. 参加肩关节、肘关节、髋关节、膝关节运动的肌主要有哪些？

8. 参与足内翻、足外翻的肌肉有哪些？

（杨胜波）

第二章　呼 吸 系 统

【实验目的】

掌握内容： 胸部的标志线和腹部分区；呼吸系统的组成；鼻旁窦的位置、形态特点及开口部位；喉腔的分部和各部的形态结构；气管的位置及结构特点，左、右主气管的形态差别及临床意义；肺的位置、形态和分叶，肺门和肺根的概念；胸腔、胸膜和胸膜腔的概念，壁胸膜的分部和胸膜隐窝的位置、形态及临床意义，胸膜下界与肺下界的体表投影。

熟悉内容： 鼻腔的分部及各部的形态结构；喉的位置，喉软骨的位置、形态结构和主要体表标志；肺段的概念。

了解内容： 外鼻的形态结构；喉的连结形式及喉肌的组成和作用；肺内支气管和支气管肺段的概况；纵隔的概念、分部及其各部结构。

重点内容： 鼻旁窦的位置和开口部位；喉腔的分部及其形态结构；气管的位置、形态，左、右主支气管的形态差别和临床意义；肺的位置、形态及分叶，肺根的构成及各结构的排列关系；胸膜分部和胸膜隐窝的位置，胸膜顶、胸膜下界与肺下界的体表投影。

难点内容： 喉的连结和喉肌；肺段支气管与肺段；胸膜、胸膜腔概念和胸膜隐窝的位置。

重点观察结构： 鼻域、上、中、下鼻甲和鼻道、鼻旁窦、咽鼓管圆枕、咽鼓管咽口、喉口、梨状隐窝、喉软骨、喉结、环甲正中韧带、喉腔、前庭襞、声襞、喉室、气管隆嵴、肺门结构（肺动脉、肺静脉、主支气管）、肋膈隐窝、胸膜顶。

【实验材料】

1. 医学虚拟仿真实验教学中心——数字人解剖系统。

2. 标本：成人尸体胸腔标本（示胸腔、胸膜腔和肺）；童尸标本（示鼻、咽、喉、气管和肺），游离标本：鼻腔、喉、气管和肺游离标本；瓶装标本：鼻腔外侧壁示鼻甲和鼻道，喉正中矢状切标本，喉腔标本，气管、支气管标本，左、右肺标本。

3. 模型：鼻腔模型、喉模型、气管模型、支气管模型和肺模型。

【实验内容】

一、呼吸系统的组成

呼吸系统由呼吸道和肺构成，呼吸道包括鼻、咽、喉、气管和各级支气管，肺包括肺内支气管分支和大量肺泡。以气体进入呼吸肺的顺序进行观察和学习。

（一）鼻

（在头颈正中矢状切面标本上观察）

鼻包括外鼻、鼻腔和鼻旁窦。

1. 外鼻　由骨和软骨为支架，被覆皮肤和少量皮下组织。学生之间先观察对方的外鼻，可见外鼻位于面部中央，介于眼眶之间部分为鼻根，鼻根和鼻尖之间为鼻背，下端最突出部分为鼻尖，鼻尖两侧扩展成鼻翼。

2. 鼻腔

（在头颈正中矢状切面上观察）

鼻腔分为两部分，即鼻前庭和固有鼻腔。

（1）鼻前庭：为鼻腔的前下部，内衬皮肤，生有鼻毛，能滤过和净化空气。易出血区（Little 区）：鼻中隔前下部的血管丰富且位置表浅，易破裂，是鼻出血的常见部位，经鼻腔插管等操作时，应注意避开此区。

（2）固有鼻腔：有顶、底、内侧和外侧四壁。

1）内侧壁：鼻中隔，由筛骨垂直板、梨骨及鼻中隔软骨及被覆黏膜构成，其前下份血管丰富，称易出血区。

2）顶壁：筛骨筛板被覆黏膜，邻颅中窝。

3）底壁：骨腭及黏膜。

4）外侧壁：有上、中、下鼻甲及其下方的上、中、下鼻道。

3. 鼻旁窦

（1）上颌窦：位于上颌骨体内，开口于中鼻道。

（2）额窦：位于额骨眉弓深面，额骨内外板之间，开口于中鼻道。

（3）蝶窦：位于蝶骨体内，开口于蝶筛隐窝。

（4）筛窦：位于筛骨迷路内，分前、中、后 3 群，前群和中群开口于中鼻道，后群开口于上鼻道。

（二）喉

学生可在自己的颈前部正中触摸到一骨性突起，称为喉结，是喉的重要标志。在喉模型上观察喉软骨、喉的连接、喉肌和喉腔结构。

1. 喉软骨

（1）甲状软骨：由两块甲状软骨板合成，构成喉外侧壁。

（2）环状软骨：位于喉的最下方、呈环形，前方为环状软骨弓，后方为环状软骨板。

（3）会厌软骨：上宽下窄似树叶状，下端借韧带连于甲状软骨上切迹后下方。

（4）杓状软骨：成对，位于环状软骨上方，呈三面锥体形，尖向上，底向下。底向前的突起称声带突，向外侧的突起称肌突。

2. 喉的连接

（1）环杓关节：由杓状软骨底和环状软骨板上缘构成，使声门开大和缩小。

（2）环甲关节：由甲状软骨下角和环状软骨板侧部构成，使声带紧张与松弛。

（3）弹性圆锥：位于甲状软骨前角内面，向下向后附着于环状软骨上缘和杓状软骨声带突之间，上缘游离称声韧带，前面正中增厚称环甲正中韧带。声韧带连同声带肌及覆盖于其表面的喉黏膜一起，称为声带。

（4）方形膜：呈斜方形，自会厌软骨侧缘和甲状软骨前角内面向后附着于杓状软骨前内侧缘，其下缘游离称为前庭韧带。

（5）甲状舌骨膜：介于甲状软骨与舌骨之间。

（6）环状软骨气管韧带：连于环状软骨与第 1 气管环之间。

3. 喉肌 喉肌肌肉小，数量多，作用于环甲关节和环杓关节，主要有声带紧张肌（环甲肌、环杓后肌、杓横肌）、声带松弛肌（甲杓肌）、声门开大肌（环杓后肌）、声门缩小肌（环杓侧肌、杓斜肌、甲杓肌）、喉口缩小肌（杓横肌、杓斜肌）。

4. 喉腔 是由喉壁围成的管腔。上起自喉口，与咽腔相通，向下连气管，与肺相通。在喉腔的侧壁上、下分别有一对突入腔内的黏膜皱襞，即上方的前庭襞和下方的声襞。由前庭襞和声襞将喉腔分为3部分，由上向下分别为喉前庭、喉中间腔和声门下腔。声门裂是两声襞及杓状软骨和声带突之间的裂隙，为喉腔最狭窄的部位。

（三）气管和支气管

（用游离标本、气管模型、支气管模型观察，注意左、右主支气管的形态差别）

1. 气管 上起自环状软骨的下缘，下至胸骨角水平，分为左、右主支气管。由“C”形气管软骨、平滑肌和结缔组织构成，后方扁平。下端分杈处称为气管杈，杈的内面有一向上凸出并略偏向左侧的半月状嵴称为气管隆嵴，是支气管镜检的重要标志。

2. 支气管 有左、右主支气管，右主支气管短而粗，其方向较为陡直，约平第5胸椎体高度进入右肺门；左主支气管则向左倾斜，较右边细长，约平第6胸椎体高度进入左肺门。在肺门处，左、右主支气管分出2级支气管，进入肺叶，称为肺叶支气管。肺叶支气管进入肺叶后再分出第3级支气管，称为肺段支气管。全部各肌支气管在肺内反复分支直达肺泡，形状如树，称为支气管树。

（四）肺

（在成人尸体胸腔前壁打开的标本上观察肺）

肺位于胸腔内，膈肌的上方，纵隔的两侧。用游离标本观察肺的形态，肺呈圆锥形，有一尖、一底、两面、三缘。肺尖圆钝，伸向颈根部，高出锁骨内侧1/3上方2.5cm。肺底又称膈面，稍向上凹。肋面（外侧面）圆凸，贴近肋和肋间肌。纵隔面（内侧面）中部有长圆形凹陷称为肺门，有支气管、肺动脉、肺静脉、气管动脉、支气管静脉、神经和淋巴管出入。左、右肺门内结构排列顺序从前至后相同，均为肺静脉、肺动脉、主支气管。从上至下的排列顺序不同：左肺从上至下依次为肺动脉、主支气管、肺静脉；右肺从上至下依次为支气管、肺动脉、肺静脉。出入肺门的结构被结缔组织包绕，构成肺根。前缘锐薄，左肺前缘有心切迹，切迹下方为左肺小舌。后缘钝圆，靠脊柱。下缘较锐。左、右肺的形态区别：左肺狭长，右肺宽而短。左肺被斜裂分为上、下两叶，右肺被斜裂和水平裂分为上、中、下三叶。左肺前下缘有心切迹，下方有一凸起称为左肺小舌。支气管肺段：由每一个肺段支气管及其分支和它所属的肺组织构成，在形态结构和功能上是一个独立的单位。一般右肺分10个段，左肺分8或10个段。

（五）纵隔

（在成人尸体胸腔内观察纵隔）

纵隔是指胸腔内两侧纵隔胸膜之间的全部器官、结构和结缔组织的总称。其前界为胸骨，后界为脊柱胸段，两侧为纵隔胸膜，上界是胸廓上口，下界为膈。以胸骨角胸骨角平面和心包为界进行分区，并观察各区内的主要器官和结构。以胸骨角平面将纵隔分为上、下两部分。上纵隔为出入心脏的大血管，下纵隔又分为前、中和后三部分。心包前方到胸壁之间为前纵隔，幼儿时期有胸腺（成人为萎缩的结缔组织），中纵隔为心包和心脏；后纵隔有食管、胸主动脉、胸导管、奇静脉及迷走神经等。

（六）胸膜

（在成人尸体上观察）

胸膜是覆盖于肺表面、胸壁内面、纵隔侧面和膈上面的浆膜。分壁、脏两层。壁胸膜包括肋胸膜、纵隔胸膜、膈胸膜和胸膜顶 4 部分。胸膜腔：是胸膜壁、脏两层在肺根处移行形成的完全封闭的潜在性腔隙。左、右各一，内呈负压，有少量浆液可减少呼吸时的摩擦。肋膈隐窝（肋隔窦）：是胸膜隐窝最大、最重要的一对，为肋胸膜和膈胸膜转折处形成的半环形间隙，是胸膜腔最低的部位。

肺与胸膜下界的体表投影见表 2-1。

表 2-1　肺与胸膜下界的体表投影

	锁骨中线	腋中线	肩胛线	后正中线
肺下界	第 6 肋	第 8 肋	第 10 肋	平第 10 胸椎棘突
胸膜下界	第 8 肋	第 10 肋	第 11～12 肋	平第 12 胸椎棘突

【案例分析】

患者，男，60 岁，工人。因持续性咳嗽、伴左侧胸痛 5 个月后入院。5 个月前因受凉后曾有发热、头痛、咳嗽，服药后有所缓解，但伴随胸痛、呼吸急促等症状。体检：患者明显消瘦，体质虚弱，呼吸急促。胸部 X 线片显示左肺占位性病变，左侧肋膈隐窝有阴影。临床诊断：左肺肺癌，左侧胸腔积液。

问题思考：

1. 如用胸膜腔穿刺，应选择何部位？为什么？

2. 若手术切除肿瘤，手术入路需经过哪些层次进入胸腔？

解剖学解析：

该病例涉及以下解剖学知识点：肺下界和胸膜下界的体表投影。①胸膜腔穿刺时，常选择肩胛线或腋后线第 8、9 肋之间将针刺入肋膈隐窝内。肋膈隐窝位于肋胸膜和膈胸膜反折处，也是胸膜腔最低处，胸膜腔积液首先积于此处。②由浅入深需经过以下结构。腋中线：皮肤→皮下组织→深筋膜→前锯肌→肋间外肌→肋间内肌→胸内筋膜→肋胸膜→胸膜腔（肋膈隐窝）。肩胛线：皮肤→皮下组织→深筋膜→背阔肌→肋间外肌→肋间内肌→胸内筋膜→肋胸膜→胸膜腔（肋膈隐窝）。

【复习思考题】

名词解释：易出血区　弹性圆锥　声带　声门裂　肺门　肺根　胸膜腔　肋膈隐窝

问答题：

1. 上、下呼吸道是如何划分的？

2. 鼻旁窦有哪些？各开口于何处？为何上颌窦不容易引流？

3. 喉腔分哪几部分？各部分有何特点？

4. 左、右主支气管形态上的区别是什么？支气管异物易坠入哪一侧？为什么？

5. 试述肺的位置、形态、结构及左、右肺形态的区别。

6. 简述肺和胸膜下界的体表投影。

7. 什么是纵隔？纵隔是如何分区的？各区内的主要结构有哪些？

（吕　芳）

第三章 消 化 系 统

【实验目的】

掌握内容： 消化系统的组成；咽峡的构成；牙的构造；大唾液腺的名称、位置及导管开口部位；咽的位置和分部；食管的位置及分部，三个狭窄部的位置及其临床意义；胃的位置、形态和分部；大肠的分部及结肠的分部和形态特点；盲肠、阑尾的位置，阑尾根部的体表投影；直肠的形态，肛管的内壁构造；肝的位置和形态；胆囊的位置、形态分部，胆囊底的体表投影，胆囊三角的构成及内容；输胆管道的组成，胆汁产生部位及排出途径；胰的位置、形态分部。

熟悉内容： 牙的分类和形态、排列及牙式；咽的形态和交通；十二指肠位置、分部，各部的形态结构特点；肝的体表投影。

了解内容： 消化系统的功能；口腔的境界和分部；唇、颊和腭的形态；鼻咽的位置和形态结构（咽鼓管咽口、咽隐窝）；舌的形态和黏膜特征，舌肌的配布和功能；口咽的位置和形态结构（会厌谷、扁桃体窝），腭扁桃体的位置；喉咽的位置和形态结构（梨状隐窝）；胃壁的构造；空、回肠的位置及其形态结构特征；肝段和 Glisson 系统的概念；胰腺内、外分泌功能及意义。

重点内容： 大唾液腺的名称、位置及导管开口部位；食管的 3 个狭窄部的位置及其临床意义；阑尾根部的体表投影；胆汁产生部位及排出途径。

难点内容： 咽的交通；胆汁的产生部位及排出途径。

重点观察结构： 舌下阜、腭咽弓、腭舌弓、幽门窦、幽门括约肌、幽门瓣、角切迹、十二指肠大乳头、十二指肠悬韧带、阑尾、结肠带、结肠袋、肠脂垂、回盲瓣、齿状线、肝的分叶、镰状韧带、肝圆韧带、腔静脉沟、胆囊窝、肝左管、肝右管、肝总管、胆总管、胆囊管、胰管。

【实验材料】

1. 医学虚拟仿真实验教学中心——数字人解剖系统。

2. 标本：童尸解剖标本（示消化管和消化腺），成人尸体腹腔解剖标本（示腹腔、腹膜和腹腔器官）；瓶装标本：离体矢状切头部（示口腔、咽）标本，胃冠状切标本，十二指肠冠状切标本，盲肠、阑尾与升结肠一起标本，直肠和肛管矢状切标本，肝脏与胆囊标本。

3. 模型：人整体模型（示胸、腹、盆腔），口腔矢状切模型，咽喉模型，牙模型。

【实验内容】

消化系统由消化管和消化腺组成。

- 消化管
  - 口腔
  - 咽
  - 食管
  - 胃
  - 小肠
    - 十二指肠
    - 空肠
    - 回肠
  - 大肠
    - 盲肠
    - 阑尾
    - 结肠
    - 直肠
    - 肛管

上消化道：口腔、咽、食管、胃、十二指肠

下消化道：空肠、回肠、大肠

消化腺分大消化腺和小消化腺。大消化腺包括唾液腺（腮腺、下颌下腺、舌下腺）、肝和胰；小消化腺系位于消化管壁内的腺体。

首先在解剖标本（童尸、成人尸体、内脏整体模型）上观察消化系统的组成及各个器官的位置。然后利用离体标本观察其形态和主要结构。对于口腔、牙、舌和口咽，请同学们借助模型，结合活体进行观察。

一、口腔

（一）口腔的境界和分部

- 境界
  - 前壁：为上、下唇，借口裂通外界
  - 后界：经咽峡与咽相通
  - 上壁：为腭
  - 下壁：为口腔底
  - 侧壁：为颊

分部：以上、下牙弓和牙龈为界，分为口腔前庭和固有口腔。

（二）腭

腭构成口腔的顶，分隔鼻腔和口腔。

1. 腭的分部 ①硬腭：位于腭的前 2/3，由上颌骨腭突、腭骨水平板及表面覆盖黏膜构成；②软腭：位于腭的后 1/3，由肌肉和黏膜构成。

2. 软腭有关的结构 ①腭帆：软腭后部向下倾斜的部分；②腭垂：软腭游离缘中部向下的突起；③腭舌弓：软腭两侧连于舌根外侧的黏膜皱襞；④腭咽弓：软腭两侧连于咽侧壁的黏膜皱襞。腭舌弓和腭咽弓之间的凹陷区称为扁桃体窝，容纳腭扁桃体。

观看并理解咽峡的结构：腭垂、腭帆游离缘、两侧的腭舌弓及舌根共同围成咽峡，它是口腔与咽之间的狭窄部，也是两者的分界。

（三）牙

牙镶嵌于上、下颌骨的牙槽内，分别排列成上牙弓和下牙弓。

1. 牙的种类和排列

（1）人一生中有两组牙发生，第一组称乳牙，共 20 个；第二组称恒牙，全部出齐共 32 个。①乳牙：分为乳中切牙、乳侧切牙、乳尖牙、乳磨牙。②恒牙：分为切牙、尖牙、前磨牙、磨牙。

（2）乳牙与恒牙的名称及排列顺序（即牙式）如图 3-1。

乳牙：

Ⅴ Ⅳ Ⅲ Ⅱ Ⅰ	左上颌
右下颌	乳中切牙 乳侧切牙 乳尖牙 第一乳磨牙 第二乳磨牙

恒牙：

右上颌	12345678
第三磨牙 第二磨牙 第一磨牙 第二前磨牙 第一前磨牙 尖牙 侧切牙 中切牙	左下颌

图 3-1 乳牙与恒牙的名称及排列顺序

临床牙式记举例：5⌋ 右上颌第二前磨牙；⌈6 左下颌第一磨牙；⌊Ⅲ 左上颌乳尖牙；Ⅳ⌉ 右下颌第一乳磨牙。

2. 牙的形态分部 每个牙均可分为牙冠、牙根和牙颈 3 部分。①牙冠：暴露在口腔内的部分，其内腔称牙冠腔；②牙颈：介于牙冠和牙根之间缩细的部分。③牙根：嵌入上、下牙槽内的部分，其内腔称牙根管，与牙冠腔相连。牙根管与牙冠腔合称为牙腔或髓腔，其内容纳牙髓。

3. 牙组织 牙由牙质、釉质、牙骨质和牙髓组织。①牙质：构成牙的大部分。②牙釉质：为牙冠部的牙本质外面覆盖的部分。③牙骨质：为牙根部的牙本质外面包绕的部分。④牙髓：位于牙腔内，由结缔组织、神经和血管共同组成。

（四）舌

请同学观看口腔标本，同时用镜子观看自己口腔中的舌，或同学之间相互观察学习舌的形态、位置；在口腔、舌的标本上观看舌乳头与舌肌。

1. 舌的形态 舌分舌体和舌根两部分。①舌体：占舌前 2/3，在舌背以界沟与舌根为界，其前端为舌尖。②舌根：占舌后 1/3。

2. 舌黏膜

（1）舌体背面（上面）表面可见许多小突起，统称为舌乳头。舌乳头分 4 种。①丝状乳头：呈白色丝状，司一般感觉。②菌状乳头：呈红色圆形，司味觉。③叶状乳头：在舌侧缘后部，呈叶状，司味觉。④轮廓乳头：在界沟前，7～11 个，司味觉。

（2）舌下面黏膜有关的结构：①舌系带。在舌底正中线上的黏膜皱襞。②舌下阜：舌系带根部两侧小圆形隆起，是下颌下腺和舌下腺大管的开口。③舌下襞。舌下阜后外侧黏膜皱襞，深面有舌下腺及舌下腺小管开口于此处。

3. 舌肌 舌肌为横纹肌，分舌固有肌和舌外肌。舌固有肌可使舌缩短、变窄或变薄。舌外肌有 4 对，以颏舌肌在临床上为重要，该肌起于颏棘，肌纤维呈扇形向后上方分散，止于舌中线两侧。两侧颏舌肌同时收缩时，拉舌向前下方，即伸舌；一侧收缩时，使舌伸向对侧。

（五）唾液腺

大唾液腺有 3 对，包括腮腺、下颌下腺和舌下腺。①腮腺。位置：耳郭前下方，咬肌后缘，下颌后窝内。导管：从腮腺前部发出，在颧弓下 1 横指处，横过咬肌表面，穿颊肌开口于上颌第二磨牙相对的颊黏膜，开口处称腮腺管乳头。②下颌下腺。位置：在下颌骨下缘与二腹肌围成的下颌下三角内。导管：自腺体内侧面发出，经口腔底黏膜深面前行，开口于舌下阜。③舌下腺。位置：在舌下襞深面。导管：大管与下颌下腺管共同开口于舌下阜，小管约 10 条，开口于舌下襞。观看唾液腺的标本、模型，并结合自己，理解腮腺、下颌下腺、舌下腺的位置和开口部位。

二、咽

（一）咽的位置和形态

观察头颈正中矢状切的标本、模型，观察咽的位置和形态。咽为漏斗形的肌性管道，位于第 1～6 颈椎前方，上方起于颅底，下方在第 6 颈椎下缘与食管相接，后壁与侧壁完整，前方分别与鼻腔、口腔和喉腔相通。

（二）咽的分部

以腭帆游离缘和会厌上缘平面为界，将咽分为鼻咽、口咽和喉咽 3 部分。

1. 鼻咽

（1）位置：是咽腔的上部，其上界为颅底，下界为软腭后缘，与口咽分界。

（2）主要结构：咽扁桃体：是顶后壁黏膜下的淋巴组织，婴幼儿较发达；咽鼓管咽口：在侧壁，距下鼻甲后 1cm 处，向外通中耳鼓室；咽鼓管圆枕：在咽鼓管咽口前、上、后方的隆起；咽鼓管扁桃体：在咽鼓管咽口周围黏膜内的淋巴组织；咽隐窝：是咽鼓管圆枕后方与咽后壁之间的凹陷，是鼻咽癌的好发部位。

2. 口咽

（1）位置：是咽腔的中部，其上界为软腭后缘，下界为会厌上缘。

（2）主要结构：舌会厌正中襞，位于舌根后部与会厌相连的黏膜皱襞；舌会厌谷：在舌会厌正中襞两侧的凹陷；腭扁桃体：位于腭舌弓和腭咽弓之间的扁桃体窝内；咽淋巴环：由腭扁桃、舌扁桃体、咽扁桃体、咽鼓管扁桃体共同围成，有防御功能。

3. 喉咽

（1）位置：是咽腔的下部，其上界为会厌上缘，下界为环状软骨下缘。

（2）主要结构：梨状隐窝：位于喉的两侧和甲状软骨内面之间，黏膜下陷形成，是异物常嵌顿停留的部位。

咽有 7 个通道：鼻咽向前经两个鼻后孔通鼻腔；口咽向前经咽峡与口腔相通；鼻咽两侧壁上有咽鼓管咽口通中耳的鼓室；喉咽的前壁上份有喉口通入喉腔；喉咽的下端在第 6 颈椎下缘或环状软骨的高度移行于食管。

三、食管

(利用食管的尸体标本、游离标本，观察食管的位置和分部，食管的 3 个生理狭窄，并理解三个狭窄的临床意义。)

(一)食管的位置和分部

食管全长约 25cm，为肌性管道，上端在第 6 颈椎下缘或环状软骨下缘高度起于咽，下端在第 11 胸椎左侧续于胃的贲门。

食管可分颈部、胸部和腹部。颈部：上起环状软骨下缘高度，下至胸骨颈静脉切迹水平，长约 5cm；胸部：上起胸骨颈静脉切迹水平，下至膈食管裂孔，长约 18cm；腹部：由食管裂孔至贲门，长 1～2cm。

(二)食管的狭窄部

在形态上食管最重要的特点是有 3 处生理性狭窄。第一个狭窄部：位于食管与咽交接处，距中切牙 15cm；第二个狭窄部：位于与左支气管交叉处，距中切牙 25cm；第三个狭窄部：为膈食管裂孔处，距中切牙 40cm。上述 3 个狭窄部是食管异物易滞留和食管癌的好发部位。

四、胃

(在尸体、游离骨标本上观察)

胃是消化管最膨大的部分，上起食管，下续十二指肠。胃的位置：位于腹腔内，左上腹（四分区），中等充盈时大部分位于左季肋区，小部分位于腹上区（九分区）；胃的形态：胃空虚时呈管状，充盈时呈囊袋状，有两口、两壁与两弯（贲门、幽门、胃前壁、胃后壁、胃小弯、胃大弯）；胃的分部：贲门部、幽门部、胃底、胃体；胃壁有四层结构（黏膜层、黏膜下层、肌层、浆膜层），注意观察幽门瓣和幽门括约肌。在幽门处黏膜形成环形皱襞称为幽门瓣，突向十二指肠腔内，有阻止胃内容物进入十二指肠的功能；环形肌在幽门处较厚称为幽门括约肌，在幽门瓣的深面，有延缓胃内容物排空和防止肠内容物反流至胃的作用。

五、小肠

(在尸体和瓶装标本上观察)

小肠上起幽门，下续盲肠和结肠，全长 5～7cm，分十二指肠、空肠和回肠 3 部。利用十二指肠、空肠与回肠的尸体标本观察十二指肠、空肠与回肠的位置：十二指肠位于腹后壁、胃与空肠之间，空肠大部分位于左上腹，回肠大部分位于右下腹；十二指肠的形态与分部：十二指肠紧贴腹后壁，是小肠中长度最短，管腔最大的一段包绕胰头，呈“C”字形，长约 25cm，分为上部、降部、水平部和升部 4 部分，十二指肠大乳头，十二指肠悬韧带。注意理解小肠与大肠的区别：组成、位置、形态（长短与粗细）及功能均不同。

(一)十二指肠

十二指肠分四部分。

1. 上部 长约 5cm，起自幽门，向右后方至胆囊颈后下方转折向下移行为降部，转折处称为十二指肠上曲。上部近幽门处的一段肠管，壁薄内面光滑，环状襞少，称为十二指肠球，是十二指肠溃疡及其穿孔的好发部位。

2. 降部 长7～8cm，在右肾内侧下降至第3腰椎水平，转折向左续水平部，转折处称十二指肠下曲。降部左侧贴胰头，其后内侧壁上有十二指肠纵襞。纵襞下方有十二指肠大乳头，是胆总管和胰管的共同开口，距中切牙约 75cm。大乳头稍上方，可见十二指肠小乳头，是副胰管的开口。

3. 水平部 长约10cm，自右向左横过第3腰椎，至左侧续于升部，肠系膜上动、静脉贴前面下行。

4. 升部 长2～3cm，自第3腰椎左侧上升至第2腰椎左侧，急转向前下方，形成十二指肠空肠曲，移行为空肠。十二指肠空肠曲由十二指肠悬肌连于膈右脚。十二指肠悬肌和包绕于其下段表面的腹膜皱襞共同构成十二指肠悬韧带，又称 Treitz 韧带，是手术时确定空肠起点的标志。

（二）空肠与回肠

空肠和回肠由肠系膜连于腹后壁，又称系膜小肠，其波动度较大 其区别见表3-1。

表3-1 空肠和回肠的区别

	空肠	回肠
位置	位于左上腹部	位于右下腹部
长度	占全长的2/5	占全长的3/5
管腔	较粗	较细
管壁	较厚	较薄
颜色	较红	较淡
环状襞	明显	不明显
淋巴滤泡	孤立淋巴滤泡	集合淋巴滤泡、孤立淋巴滤泡
血管弓	少，1～2级弓	多，3～4级弓

六、大肠

（在尸体和游离的大肠标本上观察）

（一）盲肠

盲肠位于右髂窝内，长 6～8cm，与回肠、结肠、阑尾连接。回肠末端开口于盲肠，称回盲口。在回盲口上、下方有两个半月形的瓣，称为回盲瓣，是回肠突入盲肠所形成，可阻止小肠内容物过快地流入大肠，还可防止盲肠内容物返流到回肠。

（二）阑尾

阑尾位于右髂窝内。长6～8cm，分回肠前、后位和盲肠后、下位等，3条结肠带汇集在阑尾根部，是手术中寻找阑尾的方法。阑尾根部的体表投影为脐与右髂前上棘连线的中、外1/3交点（McBurney点）或者左、右髂前上棘连线的右、中1/3交点（Lanz点）。

（三）结肠

结肠起于盲肠，续于直肠，围绕空肠和回肠，呈“M”形排列，分4部分。升结肠：在右髂窝起于盲肠，上升至结肠右曲（肝曲）；横结肠：从结肠右曲向左至结肠左曲（脾曲），有系膜连于腹后壁；降结肠：自结肠左曲下降至左髂嵴平面续于乙状结肠；乙状结肠：从左髂嵴平面沿左髂窝转入盆腔内，至第3骶椎平面续于直肠。

（四）直肠

直肠位于盆腔后部，从第3骶椎平面下降至盆膈，长10～14cm。形态结构：①两个弯曲。骶曲和会阴曲，骶曲凸向后，会阴曲凸向前。②一个膨大：位于直肠下部，称直肠壶腹。③三条横襞。上、下两条位于直肠左壁；中间一条大而明显，位置恒定，位于直肠右壁，距肛门7cm。

（五）肛管

观察肛管的游离标本、童尸标本。注意观察其形态结构（肛柱、肛瓣、齿状线、肛窦、白线、肛门、肛门括约肌）。

境界：上界为盆膈平面，下界止于肛门，长约4cm，平时处于收缩状态。

形态结构：①肛柱。肛管内面的纵行黏膜皱襞，有6～10条。②肛瓣。肛柱下端之间的半月形黏膜皱襞。③齿状线。肛柱下端与肛瓣基部连成锯齿状环行线，环绕肛管内面。④肛窦。肛瓣和肛柱下端共同围成的小隐窝。⑤白线。在肛门上方 1～1.5cm 处，在活体皮肤上可见浅蓝色的环形线，相当于肛门内、外括约肌之间。⑥肛门。肛管下口，为前、后纵行的裂孔，前后径 2～3cm。⑦肛门括约肌。肛门内括约肌为平滑肌，是肠襞环行肌增厚形成；肛门外括约肌属横纹肌，围绕肛门内括约肌外面，又分皮下部、浅部、深部。

肛门直肠环：肛门内括约肌、肠壁的纵行肌、肛门外括约肌的浅部、深部以及肛提肌的耻骨直肠肌等共同围绕肛管，形成强大的肌环，称为肛门直肠环，对肛管起括约作用。

七、肝

（在尸体、肝游离标本、肝外胆道游离标本和瓶装标本上观察）

（一）肝的形态

肝为人体中最大的腺体，在活体呈红褐色，质软而脆，呈不规则的楔形，可分为上、下两面，前、后、左、右4缘。

1. 上面（膈面） 被镰状韧带分为左、右两叶，后部无腹膜覆盖部分称“裸区”。

2. 下面（脏面） 被“H”形的3条沟分为4叶：左叶、右叶、方叶、尾状叶。“H”形的3条沟分别是：①横沟。位于脏面正中，冠状方向。称为肝门，有肝固有动脉左、右支，肝门静脉左、右支，肝左、右管，神经和淋巴管等出入。出入肝门的这些结构被结缔组织包绕，构成肝蒂。肝蒂内结构排列顺序是：肝左、右管在前，肝固有动脉左、右支居中，肝门静脉左、右支居后。②左纵沟。位于左侧，矢状方向行走的沟。前方称肝圆韧带裂，容纳肝圆韧带，后方称静脉韧带裂，容纳静脉韧带。③右纵沟。位于左侧，矢状方向行走的沟。前方是胆囊窝，容纳胆囊；后方是腔静脉沟，容纳下腔静脉。肝被“H”形沟分为4叶：左纵沟的左侧为左叶，右纵沟的右侧为右叶，横沟（肝门）之前为方叶，横沟（肝门）之后为尾状叶。

3. 肝的4缘 肝的前缘是肝膈面和脏面之间的分界线，薄而锐利，有胆囊切迹和肝圆韧带切迹（脐切迹）；肝的后缘钝圆，朝向脊柱；肝的右缘是肝右叶的右下缘，亦钝圆；肝的左缘即肝左叶的左缘，薄而锐利。

（二）肝的位置

肝大部分位于右季肋区和腹上区，小部分位于左季肋区。肝上界：与膈穹隆一致，在锁骨中线右侧平第5肋，左侧平第5肋间隙，在前正中线位于胸骨体与剑突结合处；肝下界：成人与肋弓一致，在剑突下约3cm，幼儿可低于肋弓，但不超出2cm，7岁以后与成人相等。

（三）肝外胆道系统

肝外胆道包括胆囊和输胆管道。

1. 胆囊 为贮存和浓缩胆汁的囊性器官，呈梨形。位于肝右叶下面胆囊窝内。胆囊分底、体、颈、管4部分。①胆囊底：圆钝、多露出肝下缘，投影部位在右腹直肌外缘与右肋弓交点处。②胆囊体：中间大部分，与底无明显分界。③胆囊颈：胆囊体向后变细的部分，内面黏膜形成螺旋状皱襞，称为螺旋襞。④胆囊管：比胆囊颈稍细，直径为0.2～0.3cm，在肝十二指肠韧带内与其左侧的肝总管汇合，延续为胆总管。

2. 输胆管道

（1）输胆管道包括肝左管、肝右管、肝总管和胆总管。

（2）胆囊三角（或称Calot三角）：为胆囊管、肝总管和肝脏面围成的三角形区域，是胆囊手术中寻找胆囊动脉的标志。

（3）胆汁的产生和排出途径：胆汁是由肝分泌的。

1）非进食（平时）：Oddi括约肌收缩。

肝分泌胆汁→肝左、右管→肝总管→胆囊管→胆囊贮存

2）进食后：Oddi括约肌舒张。

胆囊收缩→胆囊的胆汁→胆囊管

↓

肝分泌胆汁→ 肝左、右管→肝总管→胆总管→肝胰壶腹→十二指肠大乳头→十二指肠

八、胰

（观察成人尸体腹腔后壁解剖标本）

胰有内、外分泌作用，全长14～20cm，呈狭长的三棱形，横卧于腹后壁，约平第1腰椎。胰可分头、颈、体、尾4部分。①胰头：为胰右端膨大部分，位于第2腰椎体的右前方，其上、下及右侧被十二指肠包绕，下份有向左后方突起的钩突。②胰颈：胰体与胰头之间狭窄部分，前上方邻接胃幽门，其后面有肠系膜上静脉和肝门静脉起始部通过。③胰体：胰颈与胰尾之间，占胰的大部分，横过第1腰椎之前，其前面隔网膜囊与胃后壁相邻。④胰尾：较细，达脾门。胰的排泄管分为胰管和副胰管。①胰管：位于胰实质内，贯穿胰全长，在十二指肠降部壁内与胆总管汇合成肝胰壶腹，开口于十二指肠大乳头。②副胰管：位于胰管上方，开口于十二指肠小乳头。

【案例分析】

患者主诉：转移性右下腹疼痛，即先表现为脐周钝痛，后转移至右下腹疼痛，伴有恶心。体检：体温38.7℃，脉搏90次/分，右下腹肌紧张、压痛及反跳痛明显。血液检查：中性粒细胞0.85，淋巴细胞0.15。临床诊断：急性阑尾炎，需立即手术。

问题思考：

1. 阑尾手术切口应如何选择？

2. 阑尾位于何处？阑尾本身的位置变化通常有哪些？

3. 手术切口（麦氏切口）需经过哪些层次结构？

4. 打开腹膜腔后，如何区分大、小肠？

5. 手术中如何寻找阑尾？

6. 切除阑尾时，在何处结扎阑尾的血管？叙述其动脉来源。

解剖学解析：

1. 阑尾手术切口在其根部的体表投影处。即阑尾根部的体表投影称麦氏点（McBurney 点），在脐与右髂前上棘连线的中、外 1/3 交点处。

2. 阑尾位于右髂窝内，阑尾本身的位置变化通常有回肠下位、盲肠后位、盲肠下位、回肠前位、回肠后位等。

3. 麦氏（McBurney）切口由浅入深需经过的结构有：皮肤→皮下组织（即皮下脂肪或浅筋膜）→腹外斜肌及其腱膜→腹内斜肌→腹横肌→腹横筋膜→腹膜外筋膜（即腹膜外组织或腹膜外脂肪）→壁腹膜。

4. 打开腹膜腔后，从位置与形态上区分大、小肠：大肠位于腹腔的周围，管径大，其中升结肠与降结肠位于腹腔两侧，不能游离，但升结肠下的盲肠能游离，结肠和盲肠有结肠带、结肠袋、肠脂垂；小肠（空肠与回肠）位于腹腔的中央，管径小，有系膜相连，可游离。

5. 沿升结肠、盲肠的 3 条结肠带向下，3 条结肠带在盲肠的内侧壁汇集处为阑尾根部，是手术寻找阑尾根部的标志。

6. 在阑尾系膜的游离缘根部结扎阑尾的血管，阑尾动脉来自回结肠动脉。

【复习思考题】

名词解释： 咽峡　幽门瓣　幽门括约肌　十二指肠悬韧带（Treitz 韧带）　麦氏点（McBurney 点）　回盲瓣　第一肝门　第二肝门　肝蒂　胆囊三角（Calot 三角）　Oddi 括约肌

问答题：

1. 一幼儿误食一分硬币后，过两天在粪便中发现，请按顺序写出该硬币都经过哪些器官排出体外。

2. 大唾液腺的名称及开口部位是什么？

3. 试述咽的分部及各部的形态特点及交通，咽淋巴环是如何构成的？

4. 食管的三处狭窄各位于何处？各狭窄距中切牙的距离是多少？狭窄的意义是什么？

5. 试述胃的位置、形态和分部。

6. 试述肝的位置、形态、结构及体表投影。

7. 试述胰腺、胆囊的位置、形态及分部。

8. 试述肝外胆道的组成、胆汁的产生及其排出途径。

（潘　丽）

第四章 泌尿系统

【实验目的】

掌握内容：泌尿系统的组成；肾的形态、位置和内部结构；肾门、肾蒂和肾窦的概念；肾的被膜及其临床意义；输尿管的位置、形态和分部；输尿管3个狭窄部的位置及临床意义；膀胱的位置、形态和分部；膀胱三角和输尿管间襞的位置、形态特点及临床意义。

熟悉内容：肾的毗邻。

了解内容：泌尿系统的功能；肾段血管、肾段的概念；膀胱的年龄变化，膀胱与腹膜关系及临床意义；女性尿道的形态特点、开口部位及临床意义。

重点内容：肾的位置、形态、被膜与内部结构（冠状剖面的结构）；输尿管的分部与狭窄所在位置；膀胱的位置、形态和分部，膀胱三角的位置及其临床意义。

难点内容：肾的位置、内部结构与毗邻。

重点观察结构：肾动脉、肾静脉、肾柱、肾锥体、肾盂、肾大盏、肾小盏、输尿管、输尿管间襞膀胱三角。

【实验材料】

1. 医学虚拟仿真实验教学中心——数字人解剖系统。

2. 标本——瓶装标本：完整肾，冠状切肾，男性泌尿系统概观，膀胱剖开标本（示膀胱三角），男、女性盆腔矢状切标本；游离标本：完整肾（左右），肾冠状切标本（示肾皮质，肾大、小盏，肾盂，肾乳头，肾锥体，肾柱），膀胱剖开标本（示膀胱三角和输尿管间襞），男、女性盆腔矢状切标本；大体标本：成人尸体1具。

3. 模型：肾的冠状切模型，完整肾模型，男、女性盆腔矢状切模型。

【实验内容】

泌尿系统由肾、输尿管、膀胱和尿道组成。

（可在男性泌尿系统概观标本上观察）

泌尿系统的主要功能是排出机体新陈代谢过程中产生的废物和多余的水分，控制体内水电解质平衡、维持机体内环境的稳定。代谢废物以尿液的形式由肾排出，下行经输尿管，进入膀胱进行暂时储存，从尿道排至体外。

一、肾

1. 肾的形态 在游离完整肾标本上观察肾的形态：新鲜肾呈红褐色，外形很像蚕豆，分为前面和后面，外侧缘和内侧缘，上端和下端。肾的上端宽而薄，下端窄而厚；肾前面较凸，朝向前外侧，后面较平，贴靠腹后壁；肾外侧缘隆凸，内侧缘的中部有明显的凹陷称为肾门，肾的动脉、静脉、神经、淋巴管和肾盂均由此通过。出入肾门的结构被结缔组织包裹称为肾蒂。肾蒂内各结构的排列关系：由前向后依次为肾静脉、肾动脉、肾盂；从上向下依次为肾动脉、肾静脉和肾盂。肾门向内延伸形成的腔为肾窦，其中为肾血管、肾小盏、肾大盏、肾盂及脂肪等所充填。

2. 肾的位置与毗邻 在大体标本上观察，肾位于腹膜后隙内，贴靠腹后壁上部，脊柱的两侧，其大部分为肋缘覆盖。呈“八”字形排列，即双肾的上极靠近而下极稍远离，外侧缘稍向后偏，而内侧缘稍向前偏，因此位于内侧缘中部的肾门朝向前内方，约平第1腰椎体。肾门的体表投影点位于腰背部竖脊肌外侧缘与第12肋的夹角处，称肾区（又称脊肋角），肾病患者触压或叩击该处可引起疼痛。两肾的位置亦略有差异，右肾由于上方有肝右叶占据，所以右肾稍低于左肾，因此与肾后面相依的结构也不同。例如第12肋，在左肾的后面横过肾长轴中部，而在右肾则靠近其上端；左肾的上极（上端）约平第11胸椎下缘，下极（下端）平第2～3腰椎的椎间盘之间；而右肾的上极平第12胸椎体的上缘，下极平第3腰椎体的上缘。肾的位置也因个体不同而有差异，例如，女性肾的位置稍低，初生儿肾的位置低达髂嵴水平。

肾的毗邻：在大体标本上观察，肾的后面贴附于膈的腰部、腰方肌和腹横肌。其内侧缘接近腰大肌的外侧缘。但与这些肌肉之间隔有脂肪组织和筋膜。肾的前面朝向腹腔内侧，右肾上部与肝右叶相触，下1/3与结肠右曲相触，内侧缘紧贴十二指肠降部。而左肾前面的1/3为胃所遮盖，中1/3贴附胰尾，下1/3邻接空肠，其外侧缘的上半与脾相依，下半接触结肠左曲。上述各接触区中与肝、胃、脾和空肠相接触之处有腹膜遮盖，而与胰、十二指肠和结肠相接触之处无腹膜。肾上腺贴附在肾的上内缘，因而肾脏上端也有与该腺体的接触面，此处亦无腹膜。此外，右肾的近旁有下腔静脉通过。

3. 肾的被膜 结合大体标本和游离标本观察，肾由3层结缔组织所形成的被膜包裹。内层为纤维囊，由致密结缔组织构成，与肾紧密相连，病理肾不易剥离。中层为脂肪囊，位于纤维囊外面的脂肪组织，也称肾床，对肾起弹性垫的保护作用。临床上肾囊封闭，就是将药液注入肾脂肪囊内。外层为肾筋膜，在脂肪囊的外面，由腹膜外筋膜构成，肾筋膜深面发出许多结缔组织小梁穿过脂肪囊连于纤维囊，与脂肪囊共同为肾提供支持，维持其在腹后壁的位置。肾筋膜分为前、后两层，包裹肾和肾上腺。在肾的外侧缘和肾上腺上方两层融合，在肾的内侧和下方两层互相分离。肾周间隙位于肾前、后筋膜之间。肾周间隙积液时，可推挤肾向前内上移位，向下可流至盆腔，还可扩散至对侧肾周间隙。肾积脓或肾周围炎症时，脓液可沿肾筋膜向下蔓延，达髂窝或大腿根部。

4. 肾的结构 在肾的冠状切面标本上观察其结构。肾由外层深褐色的皮质和内层亮褐色的髓质组成。肾皮质主要由肾小体和肾小管构成，位于肾实质浅层，血管丰富。肾皮质深入肾髓质肾锥体之间的部分为肾柱；肾髓质位于肾实质深部，由15～20个底朝向肾皮质、尖指向肾乳头尖端的肾锥体构成。肾乳头上有10～30个小孔称乳头孔。肾乳头被肾小盏包绕，2～3个肾小盏合成肾大盏，2～3个肾大盏汇合成肾盂。肾盂呈前后扁平的漏斗状，出肾门后向下弯曲变细，移行为输尿管。

二、输尿管

在大体标本上寻认输尿管并追踪其行程和形态，观察输尿管行程中与其交叉的结构。

输尿管为近似扁圆状的肌性管道，起自肾盂，终于膀胱，全长20～30cm。管径0.5～1.0cm，最窄处只有0.2～0.3cm。分输尿管腹部、输尿管盆部及输尿管膀胱壁内部3部。输尿管全部在腹膜之外，输尿管腹部起自肾盂下端，沿腰大肌前面下降，渐向中线移行，在其中点附近，左、右输尿管在男性斜过睾丸血管（女性为卵巢血管）之后，继而下行，左侧输尿管经过左髂总动脉末端前方，右侧输尿管经过髂外动脉起始部前方而入盆腔。输尿管盆部在盆腔中的行程，男女各有不同。男性的输尿管由髂内动脉之前斜向内侧面而与输精管交叉，而后经精囊腺的顶端后内方入膀胱。女性的输尿管循盆腔侧壁行向前内，经过子宫阔韧带的底部，与子宫动脉交叉，经子宫颈及阴道上部的外侧而至膀胱。输尿管壁内部位于膀胱壁内，长约 1.5cm。当膀胱充盈时，膀胱内压升高可引起壁内部管腔闭合，可阻止尿液由膀胱向输尿管反流。

输尿管全程有 3 个生理性狭窄。上狭窄位于肾盂移行处；中狭窄位于跨过髂血管之前入盆腔处；下狭窄为穿膀胱的壁内段。输尿管结石常滞留在上述 3 个狭窄处。

三、膀胱

在男、女性盆腔矢状切标本上观察膀胱的形态、位置和毗邻，观察膀胱与腹膜的关系。在膀胱剖开标本上寻认输尿管口和尿道内口，观察输尿管间襞及膀胱三角的黏膜特点。

1. 膀胱的形态 在游离标本和模型上观察，膀胱位于盆腔内，耻骨后方，为中空器官，其外形和毗邻随尿液充盈程度而不同，成人空虚时位于盆腔内，充盈时其上壁突至下腹区。空虚时呈三棱锥体形，分为尖、体、底和颈 4 部。尖朝向腹前壁，顶端有连于脐的脐正中韧带；底在男性朝向直肠，在女性朝向子宫；体是介于尖和底之间的部分。其最下部为颈，与前列腺底（男性）或盆膈（女性）相接，内有尿道内口。

2. 膀胱的位置与毗邻 膀胱空虚时位于小骨盆腔内，膀胱尖不超过耻骨联合上缘。充盈时，可超过耻骨联合以上，儿童的位置高于成人，在新生儿，膀胱的位置较高，大部位于腹腔内，随着年龄的增长而渐次下降入盆腔，只是当尿液充满时才上升入腹腔内。

在大体标本上观察膀胱（腹膜未去除之前），则可见其在耻骨联合后方和骨盆底上稍稍隆起。骨盆侧壁的腹膜向膀胱返折，从其底和两侧缘覆盖其上面而至腹前壁。在活体上当膀胱充满尿液时，膀胱为腹膜间位器官，腹膜覆盖它的面积增大，膀胱侧面和体的上面均被腹膜覆盖。这时，膀胱尖升至耻骨联合以上，由腹前壁返折向膀胱上面的腹膜也随之上推移，使膀胱的前下壁直接与腹前壁相贴。此时，在耻骨联合上进行膀胱穿刺或膀胱手术，可不经过腹膜腔而直接进入膀胱，以避免损伤腹膜和引起腹膜腔感染。

成年人的膀胱一般位于耻骨联合后。男子的膀胱底（后方）朝向直肠壶腹部，精囊腺、输精管壶腹。女性膀胱底（后方）朝向子宫和阴道。男性膀胱下方邻前列腺，女性邻尿生殖膈。膀胱上方有腹膜覆盖，男性邻小肠，女性有子宫伏卧于其上。

3. 膀胱内面的结构 在膀胱切开标本上观察，空虚时，膀胱内面的大部分黏膜形成皱襞；充盈时皱襞消失。由于输尿管斜穿膀胱壁，故其开口为一窄缝。在左、右输尿管的开口之间有横行的输尿管间襞，是膀胱镜检时寻找输尿管口的标志。左、右输尿管的开口与尿道内口之间的三角形区域称为膀胱三角，无论空虚或充盈此处的黏膜总是光滑的，之所以光滑是由于此处缺乏黏膜下层，黏膜与肌层直接相贴，为肿瘤及结核的好发部位。

四、尿道

男性尿道除有排尿功能外，还有排精的功能，因此放在男性生殖系统中介绍。对比男性盆腔矢状切标本（阴茎切开），重点观察女性盆腔矢状切标本。女性尿道起于尿道内口，以尿道外口开口于阴道前庭。女性尿道长 3～5cm，直径约 0.6cm，较男性尿道宽、短而直，易引起尿路感染。

【案例分析】

患者女，48 岁。突发右下腹剧烈疼痛，并向腹股沟区转移，急送医院就诊。患者自述曾出现排尿次数增多、排尿时疼痛加剧及疼痛移动的症状。体格检查时有肾区叩击痛。右下腹腹壁抵抗，较坚硬，触痛，无反跳痛。镜检为镜下血尿。CT 检查显示双肾位置正常，右侧肾实质内可见多发大小不等的类圆形水样密度影，边界清晰，光滑，无毛刺征。右肾盂扩张，其内可见大小不等的类圆形密度增高影。X 线显示右输尿管下端有一长梭形致密影，输尿管上端管径增粗，管径为 2cm。

问题思考：

1. 根据解剖学知识，你认为可能是哪个器官的疾患（女性右下腹有哪些器官）？

2. 若诊断为输尿管结石，你认为结石容易滞留在哪些位置？

3. 若此患者行逆行性肾盂造影，请写出导管经过的途径和如何寻找输尿管口？

解剖学解析：

1. 女性右下腹的器官有回肠、盲肠、阑尾、升结肠、输尿管、卵巢等。右下腹的疼痛可能是上述器官发生疾病导致，如阑尾炎、输尿管结石、卵巢病变、异位妊娠等。

2. 输尿管全长有 3 处狭窄，分别为肾盂与输尿管移行处、与髂血管交叉处、斜穿膀胱壁处。这些狭窄是结石易滞留的部位。

3. 经过的结构依次为：女性尿道→膀胱→输尿管→肾盂。在膀胱镜检时可见膀胱底内侧面有一苍白带，为输尿管间襞，其两端的开口为输尿管口，可见尿液从此处流出。输尿管间襞为临床上寻找输尿管口的标志。

【复习思考题】

名词解释：肾门　肾蒂　肾窦　肾区　肾段　膀胱三角　输尿管间襞

问答题：

1. 试述泌尿系统的组成及作用。

2. 试述肾的位置、形态、结构、毗邻以及肾脏的被膜及其临床意义。

3. 试述冠状切面能观察到肾的哪些结构。

4. 试述输尿管的生理性狭窄部位和临床意义。

5. 试述膀胱的位置、形态及分部。

6. 试述膀胱三角的位置及临床意义。

7. 试述尿液从肾乳头排出至体外要经过哪些结构。

8. 试述男性肾结石排出的途径，并说明结石容易在什么位置滞留。

（刘　建）

第五章　男性生殖系统

【实验目的】

掌握内容： 掌握输精管的行程、分部及输精管结扎的部位；掌握男性尿道的分部，各部形态特点及3个狭窄、3个扩大和两个弯曲的位置、名称及其临床意义。

熟悉内容： 熟悉睾丸的位置、形态和结构；熟悉附睾的位置和形态；熟悉精索的组成和位置；熟悉射精管的合成、行径与开口部位；熟悉前列腺的位置、形态、构造、分叶。

了解内容： 了解精囊腺的位置和形态；了解尿道球腺的位置和腺管的开口部位；了解阴囊的构成，睾丸和精索3层被膜与腹前壁各层的延续关系；了解阴茎的形态、分部和构成；了解前列腺的主要毗邻。

重点内容： 输精管的行程、分部及输精管结扎的部位；男性尿道的分部，各部形态特点及3个狭窄、三个扩大和两个弯曲的位置、名称及其临床意义。

难点内容： 输精管的分段和行程；睾丸和精索三层被膜与腹前壁各层的延续关系。

重点观察结构： 睾丸、附睾、输精管、射精管、前列腺、精囊腺、尿道球腺、精索、尿道海绵体。

【实验材料】

1. 医学虚拟仿真实验教学中心——数字人解剖系统。

2. 标本：①实物标本，男性尸体（示完整睾丸、精索、阴囊、阴茎）；②瓶装标本，男性盆腔矢状切标本，男性内生殖器、阴茎水平切标本；③游离标本，男性盆腔矢状切（示男性尿道）、男性泌尿生殖系统标本（示睾丸、输精管、精囊腺、前列腺、尿道）、睾丸矢状切标本（示睾丸鞘膜、白膜、生精小管）。

3. 模型：男性盆腔矢状切模型、睾丸模型。

【实验内容】

男性生殖系统的组成
- 内生殖器
  - 生殖腺：睾丸
  - 输送管道：附睾、输精管、射精管、男性尿道
  - 附属腺体：精囊腺、前列腺、尿道球腺
- 外生殖器：阴囊、阴茎

一、内生殖器

（一）睾丸

（在男尸、游离标本和瓶装标本并结合虚拟数字人解剖系统观察）

1. 睾丸　位于阴囊内，左右各一，是产生精子和分泌雄性激素的器官。睾丸呈扁卵圆形，可分为内外两面、前后两缘及上下两端。其外包有纤维性膜，称为白膜。

2. 睾丸内部结构

(在睾丸纵切游离标本和睾丸模型结合虚拟数字人解剖系统观察)

（1）睾丸纵隔：是睾丸后缘白膜的结缔组织向睾丸内伸入形成的。

（2）睾丸小隔：是由睾丸纵隔向周围作扇形放射的结缔组织间隔，其末端达到白膜的内面，将睾丸分为许多小叶。

（3）生精小管：是组成睾丸各小叶的细管，是产生精子的地方。精曲小管趋向睾丸纵隔成为精直小管。

（4）睾丸网：是许多精直小管在睾丸纵隔中所形成的网。

（5）睾丸输出小管：是由睾丸网通到附睾的小管，有 12～15 条。这些输出小管在附睾头内逐渐合成一条附睾管，附睾管极度盘曲形成附睾体和尾。

（二）附睾

(在男尸、游离标本和瓶装标本并结合虚拟数字人解剖系统观察)

附睾大部分贴附于睾丸的后缘，可分为头（上端）、体（中部）和尾（下端）3 部分，尾部急速弯曲向后上方移行为输精管。

（三）输精管、精索和射精管

(在男尸、男性泌尿生殖系统游离标本和瓶装标本并结合虚拟数字人解剖系统观察)

1. 输精管 为睾丸的输出管，起始于附睾尾，与附睾管直接连续，其末端与精囊的排泄管会合后改称为射精管，开口于尿道前列腺部。输精管的全程可分为睾丸部、精索部、腹股沟管部和盆部 4 部分；一部分在体腔外，一部分在盆腔内。其起始部弯曲，占全长 1/3，若将此部伸展，则全长可达 50cm，外径约 3mm，管腔约 0.5mm。因此，其壁特别厚而结实。

输精管的行程甚长且较复杂，它起自附睾尾部，埋藏在静脉丛内上行入腹股沟管皮下环，经腹股沟管全长，再出腹股沟管腹环，沿小骨盆侧壁向后下方斜行，在输尿管前与之交叉再至精囊腺内侧，在此膨大称为输精管壶腹。以后收窄与精囊腺排泄管合成细的射精管。

2. 精索 精索为稍呈圆柱形的索状结构，它自腹股沟管腹环延伸至睾丸上端，其主要成分有：

（1）输精管。

（2）输精管动、静脉：是伴随输精管直至附睾尾的血管。

（3）精索内动脉：是伴随输精管的动脉，供应附睾及睾丸。

（4）蔓状静脉丛：是由睾丸和附睾而来的许多静脉聚集而成的丛。自睾丸至腹股沟管皮下环的一段均甚显著，以后该丛合成精索内静脉。

（5）输精管丛：是围绕着输精管动脉的神经细丝。

（6）淋巴管和鞘韧带。

3. 射精管 为输精管与精囊腺排泄管会合后的一段管道，穿入前列腺，开口于尿道前列腺部。

（四）精囊

(在男性泌尿生殖系统游离标本和瓶装标本并结合虚拟数字人解剖系统观察)

精囊为盘曲小管形成的囊袋状腺，其表面高低不平，位于输精管壶腹的外侧，贴附在膀胱底面上。左、右两精囊的上端距离远；下端渐次趋近，成为甚短的排泄管，往下即与输精管末端汇合而成射精管。在精囊的纵切面，可见互相沟通的小房，其中容有黏性液体。此液体构成精液的一部分。

（五）前列腺

（在男性泌尿生殖系统游离标本和瓶装标本并结合虚拟数字人解剖系统观察）

前列腺为分泌精液（弱碱性的液体）的腺体，包围着尿道的起始部，其外形如栗子，底朝上，尖朝下，底接触膀胱下面，尖抵尿生殖膈上筋膜。前列腺除分底和尖而外，又分为前面、后面和两侧面。前、后面正中各有一浅沟，分前列腺为左、右两侧叶，此外，在底面介于尿道和射精管之间的腺叶为正中叶。

前列腺的前面朝向耻骨联合，其侧面被膀胱前列腺丛围绕着，后面朝向直肠壶腹部，故在活体上经直肠检查可触知其形状、大小及硬度等。

（六）尿道球腺

大如豌豆，圆形，位于尿道膜部之后外侧，尿道球的后上方。其排泄管细长，穿入尿道球实质内开口于尿道球部。

二、男性外生殖器

（一）阴茎

（在男尸、男性盆腔矢状切标本、男性盆腔模型标本和瓶装标本并结合虚拟数字人解剖系统观察）

阴茎为排尿及射精的器官，它的后端是阴茎根，隐于阴囊及会阴的皮下，中部为体，前端膨大为阴茎头，头部顶端有尿道的矢状裂口为尿道外口，阴茎由 3 条海绵体组成，两条在背侧，称为阴茎海绵体，一条位于两阴茎海绵体之间的腹侧名尿道海绵体，3 条海绵体外面，包有筋膜及皮肤。

1. 阴茎海绵体 为两端尖锐的圆柱体，其后端称为阴茎海绵体脚，附于坐骨支与耻骨下支。两侧的阴茎海绵体行向前上，在耻骨联合下缘相遇，继在正中平面互相紧贴，直到其尖端为止。在两阴茎海绵体结合处的背面和腹面有背沟和尿道沟，背沟中为阴茎血管和神经所占据；尿道沟较深，为尿道海绵休所占据。

2. 尿道海绵体 状如圆柱，其前端膨大称为阴茎头，后端也稍膨大，称为尿道球。阴茎头的前上份与阴茎海绵体的终端相接。阴茎头腹面正中线上有一切迹附有皱襞，称为包皮系带。阴茎头的后缘游离为阴茎头冠。

3. 阴茎悬韧带 为起自耻骨联合下半的前面，止于阴茎海绵体背面的纤维膜性带，阴茎背血管和神经穿过其纤维束间。

每一海绵体均有自身的纤维膜即白膜，同时 3 条海绵体又包于一共同的筋膜鞘内，其外有皮下组织，异常柔软，延长性甚大（阴茎头区无此皮下组织），再外即被以皮肤。仅在阴茎根部生有阴毛，阴茎的皮肤在至阴茎头之前形成的皱褶是为阴茎包皮。

（二）阴囊

（在男尸和瓶装标本并结合虚拟数字人解剖系统观察）

阴囊是一个下垂的皮肤囊袋，囊袋的皮肤与腹前壁及股内侧的皮肤相延续。在健康人，阴囊收缩上提，而有许多皱褶，阴毛较稀，皮肤颜色较深。阴囊中部被矢状行向的阴囊缝分为左、右两半。阴囊皮肤的深层为肉膜，肉膜是颇厚的结缔组织膜（主要由弹性纤维和散在的平滑肌纤维构成），阴囊之所以能收缩而具有皱褶是靠着平滑肌纤维的收缩。肉膜沿正中线向深处延伸而成阴囊隔，因此阴囊被隔成两个独立的囊袋，其中各容有同侧的睾丸。

（三）睾丸和精索的被膜

1. 精索外筋膜 为包在睾丸和精索外面的囊状被膜，在肉膜的深面，借结缔组织与肉膜相连，是腹外斜肌腱膜及覆盖其外的腹部深筋膜自腹股沟管皮下环向下延续而成的。

2. 提睾肌 在精索外筋膜的深面，是由彼此平行的袢状肌纤维束及连结它们的筋膜组成的。其肌纤维来自腹内斜肌和腹横肌。

3. 精索内筋膜 在提睾肌的深面，是由腹横筋膜向下延续而成的一个囊状膜。

4. 睾丸鞘膜 由腹膜发育而成，它形成一闭锁的囊，囊内除其本身分泌的少量浆液外，没有其他结构，为典型的浆膜囊。它可分为壁层及脏层，壁层衬在精索内筋膜的内面，脏层除睾丸后缘与附睾所贴附的地方以外，均贴在睾丸白膜的外面。它的表面光滑，在睾丸近后缘处过渡到附睾前面和外侧面，由此返折为睾丸鞘膜壁层。

5. 鞘膜腔 为睾丸鞘膜的脏层与壁层之间的腔隙。

三、男性尿道

（在男性盆腔矢状切标本、男性盆腔模型标本和瓶装标本并结合数字人解剖系统观察）

男性成人尿道全长16～22cm，可分为前列腺部、膜部及海绵体部。

1. 尿道前列腺部 尿道前列腺部为尿道始部，贯穿前列腺。

（1）尿道内口：为位于膀胱三角下角的小孔，是尿道的起始之处。

（2）尿道嵴：为尿道后壁正中线上的隆凸。贯穿尿道前列腺部，上起尿道内口，下达尿道膜部，有时可达尿道海绵体部。

（3）精阜：是尿道嵴最膨大的部分。

（4）射精管开口：为精阜边缘的裂孔。

（5）前列腺开口：开口于精阜两侧黏膜上的多数小孔（标本上不能看见）。

2. 尿道膜部 是尿道贯过尿生殖膈的一段，最短，管腔也窄。

3. 尿道海绵体部 最长，自尿生殖膈下筋膜起至尿道外口止。起端有一段很短的行程是在尿道海绵体之外（入尿道球以前），其外仅被有疏松结缔组织，其余大部行程均在尿道海绵体之内。

（1）尿道外口：是阴茎头顶端的矢状裂缝，为尿道最狭窄之处，开口于体外。

（2）舟状窝：是距尿道外口约5mm处的尿道扩大部分。

此时已观察尿道的全程，可知尿道腔有3个狭窄之处，即尿道内口、膜部及尿道外口；又有3个扩大之处，即前列腺部、尿道球部及舟状窝处。

尿道的全程并非一条直线，而是有两个弯曲：第一个弯曲（即耻骨下弯）自尿道内口至阴茎悬韧带附着处；第二个弯曲（即耻骨前弯）在尿道固定部过渡到游离部的地方，此二部以阴茎悬韧带为界。男性尿道各部之方向有临床意义。

【案例分析】

患者，男，74 岁。5 年前开始无明显诱因自感排尿费力、尿流中断、尿不尽感，偶有尿急，夜尿 3～4 次。无血尿和腰痛等。近 3 个月来自觉症状加重，夜尿 5～8 次。专科查体：双肾区无叩击痛。膀胱区隆起，叩诊呈浊音。外生殖器正常。直肠指检：前列腺增大，中央沟消失，表面光滑，无结节，无压痛，质地中等，肛门括约肌张力正常，直肠黏膜未触及肿块，指套无染血。膀胱前列腺 B 超显示：前列腺大小为 5.5cm×5.2cm×4.8cm，向膀胱腔内突出，无异常回声。行导尿术，导出尿液 1400ml。

问题思考：

1. 该病例诊断是什么？

2. 为什么医生要通过直肠对前列腺进行触诊？试述前列腺的位置与毗邻。

3. 联系男性尿道的分部试述该患者为何会出现排尿困难。

4. 联系男性尿道的特征试述男性导尿时应注意的事项和通过的结构。

解剖学解析：

该病例涉及以下解剖学知识点：前列腺的位置与毗邻、男性尿道的特征。诊断为良性前列腺增生。

该患者为老年男性，出现良性前列腺增生症，导致该患者的尿道前列腺部狭窄，排尿困难。因为前列腺上临膀胱、下临尿生殖膈、前临耻骨联合、后临直肠，所以可以通过直肠指诊触摸到前方的前列腺，对前列腺的大小和质地进行诊断。由于男性尿道分为三个部分（尿道前列腺部、尿道膜部和尿道海绵体部），当前列腺发生增生时可压迫尿道前列腺部，使其狭窄，排尿困难。男性导尿时需注意三狭窄（尿道内口、膜部和尿道外口）和两弯曲(耻骨下弯和耻骨前弯，插管通过狭窄时略有阻力，因此当插管受阻时应稍停片刻，请患者深呼吸，减轻尿道括约肌的紧张，再缓慢插入导尿管，切忌用力过快过猛而损伤尿道；插管时提起阴茎与腹壁成 60°角，使活动的耻骨前弯消失。给男性患者导尿依次通过的结构是：尿道外口（狭窄）→尿道舟状窝（膨大）→耻骨前弯（可消失）→尿道球部（膨大）→尿道膜部（狭窄）→耻骨下弯（不可消失）→尿道前列腺部（膨大）→尿道内口（狭窄）→膀胱。

【复习思考题】

名词解释：精索　鞘膜腔

问答题：

1. 输精管分为哪几部分？何处结扎输精管最为方便？

2. 简述精子产生和排出的途径。

3. 男性尿道分哪几部分？有哪些狭窄、膨大和弯曲？

4. 男性生殖系统的附属腺体有哪些？

（季松岭）

第六章　女性生殖系统

【实验目的】

掌握内容：女性生殖系统的组成；输卵管的位置、分部和各部的形态特点，输卵管结扎的部位；子宫的位置、形态及子宫的固定装置；乳房的结构特点及临床意义。

熟悉内容：卵巢的形态、位置、功能及固定装置；阴道的位置、形态和毗邻；阴道后穹与直肠子宫陷凹的关系；会阴的概念、境界及分区。

了解内容：女性生殖系统的功能；女性卵巢的年龄变化；前庭大腺的位置；女性外生殖器的形态结构；乳房的位置和形态；肛区、尿生殖区的肌肉、筋膜概况和坐骨肛门窝的位置及临床意义。

重点内容：女性生殖系统的组成；输卵管的位置、分部和各部的形态特点，输卵管结扎的部位；子宫的位置、形态及子宫的固定装置；阴道后穹与直肠子宫陷凹的关系。

难点内容：子宫的固定装置；肛区、尿生殖区的肌肉、筋膜概况和坐骨肛门窝的位置及临床意义。

重点观察结构：卵巢、输卵管、子宫及其部（冠状切、矢状切）、子宫圆韧带、子宫阔韧带、阴道（矢状切）、阴道口、阴道穹、乳房、会阴（境界、分区）。

【实验材料】

1. 医学虚拟仿真实验教学中心——数字人解剖系统。

2. 标本：实物标本，女性尸体（示卵巢、输卵管、子宫及子宫阔韧带）；瓶装标本，女性盆腔矢状切标本，女性内生殖器，女性盆底肌标本，女性乳房（示乳头、乳晕、乳晕腺、乳腺小叶、输乳管、输乳管窦），子宫及阴道冠状切面标本，女性外生殖器；游离标本，男性盆腔完整标本（示男性会阴），女性盆腔完整标本（示女性外阴、会阴）、女性盆腔矢状切（示女性内生殖器的毗邻、卵巢、子宫、输卵管、阴道、阴道口、阴道穹、子宫圆韧带）

3. 模型：女性内生殖器模型、男性盆底肌模型、女性盆底肌模型、女性盆腔矢状切模型、女性乳房模型。

【实验内容】

女性生殖系统的组成
- 内生殖器
  - 生殖腺：卵巢
  - 输送管道：输卵管、子宫、阴道
  - 附属腺体：前庭大腺
- 外生殖器：女阴

一、内生殖器

（一）卵巢

（在女尸、女性内生殖器瓶装标本和女性盆腔矢状切标本并结合数字人解剖系统观察）

卵巢是成对的实质性器官，位于骨盆腔侧壁的卵巢窝内，是产生卵子和分泌女性激素的器官。年龄变化：幼女时期卵巢小，表面光滑，性成熟期最大，由于排卵表面出现瘢痕，凹凸不平，30～40 岁开始缩小，50 岁左右随月经停止逐渐萎缩。

1. 形态 卵巢呈扁卵圆形。

2. 分部

- 两面：内侧面稍凸朝向盆腔，外侧面平坦贴盆壁
- 两缘：前缘有系膜连阔韧带，称系膜缘，中部有血管、神经等出入，称卵巢门后缘游离，称独立缘
- 两端：上端与输卵管末端接触，又称输卵管端；下端称子宫端，有韧带连于子宫

3. 固定装置

- 卵巢悬韧带：由腹膜形成，起自盆壁，止于卵巢上端，内含卵巢血管、淋巴、神经等，又称骨盆漏斗韧带，是手术寻找卵巢血管的标志
- 卵巢固有韧带：由结缔组织和平滑肌构成，起自卵巢下端，止于输卵管与子宫交界处的下方，又称卵巢子宫索
- 卵巢系膜：连于卵巢前缘和子宫阔韧带之间，内有血管至卵巢

（二）输卵管

（在女尸、女性内生殖器瓶装标本和女性盆腔矢状切标本并结合数字人解剖系统观察）

输卵管位于子宫阔韧带上缘内，连于子宫底两侧，长 10～12cm。

分部

- 子宫部：穿子宫壁的一段，直径最细约 1mm，有输卵管子宫口通子宫腔
- 输卵管峡：紧靠子宫壁外面的一段，短而狭窄，壁较厚，血管分布较少，水平向外移行为壶腹部，输卵管结扎术常在此处进行
- 输卵管壶腹：较粗而长，壁薄，管腔大及弯曲，血液供应丰富，占输卵管全长的 2/3，是受精部位
- 输卵管漏斗：为末端膨大的部分，向后下弯曲覆盖卵巢；漏斗末端中央有输卵管腹腔口，开口于腹膜腔。在输卵管腹腔口周围，有许多细长的突起称输卵管伞，盖在卵巢表面，最大的一条称为卵巢伞

子宫附件：临床上将卵巢和输卵管合称为子宫附件。

（三）子宫

（在女尸、女性内生殖器瓶装标本、子宫及阴道冠状切面瓶装标本和女性盆腔矢状切标本并结合数字人解剖系统观察）

子宫壁厚、腔小，是产生月经和胎儿发育成长的肌性器官。

1. 子宫的形态 成年人子宫似前后稍扁的倒置梨形，长 7～8cm，宽 4cm，厚 2～3cm。

分部

- 子宫底：上端宽而圆凸的部分，在两侧输卵管子宫口平面以上
- 子宫体：底与颈之间的部分
- 子宫颈：下端细长的部分，成人长 2.5～3.0cm。子宫颈分子宫颈阴道上部和子宫颈阴道下部。子宫颈阴道上部占上 2/3，阴道以上的部分。子宫颈阴道部占下 1/3，即子宫颈突入阴道的部分，被阴道包绕

子宫峡：在子宫颈阴道上部与子宫体相接处，较狭细，长约 1cm，在妊娠期可以渐伸展变长。

内腔
- 子宫腔：在子宫体内，呈底在上的前后扁的三角形，两端通输卵管，向下子宫通子宫颈管
- 子宫颈管：在子宫颈内，呈梭形，下口通阴道，称子宫口

2. 子宫的位置 子宫位于盆腔中央，膀胱与直肠之间，下端接阴道，两侧有卵巢和输卵管，子宫底在骨盆上口平面以下，子宫颈下端在坐骨棘平面以上，当膀胱空虚时，成年女性的子宫是前倾前屈位。

前倾：整个子宫向前倾斜，子宫的长轴与阴道的长轴形成向前开放的角度。

前屈：子宫体和子宫颈之间形成一个向前开放的钝角。

3. 子宫的固定装置

子宫的韧带
- 子宫阔韧带：由子宫前后面的腹膜向两侧延伸至盆壁构成。又分为输卵管系膜、卵巢系膜、子宫系膜，主要功能是限制子宫向两侧移动
- 子宫圆韧带：起自子宫与输卵管交界处下方，经腹股沟管，止于阴阜和大阴唇的皮下，维持子宫前倾位
- 子宫主韧带：起自子宫颈两侧，止于盆侧壁，防止子宫脱垂
- 骶子宫韧带：起自子宫颈后外侧，绕直肠止于骶前筋膜，维持子宫前倾前屈位

4. 子宫壁的结构

子宫壁分为3层
- 外层：浆膜层，是腹膜的脏层
- 中层：平滑肌层，较厚
- 内层：黏膜层，称子宫内膜，呈周期性变化

5. 子宫的年龄变化 新生儿子宫高出骨盆腔上口，子宫颈较子宫体长而粗。性成熟前期，子宫发育迅速，壁增厚；性成熟期，子宫颈与子宫体长度相近。经产妇，各径与内腔都增大，重量比未产妇大一倍，绝经期后，子宫萎缩变小，壁变薄。

（四）阴道

（在女性内生殖器瓶装标本、子宫及阴道冠状切面瓶装标本和女性盆腔矢状切标本并结合数字人解剖系统观察）

阴道是前后扁的肌性管道，富有伸展性，是排出月经和娩出胎儿的通道。下端以阴道口开口于阴道前庭，阴道前邻膀胱和尿道，后邻直肠，下部穿尿生殖膈。

阴道穹：阴道上端宽阔，包绕子宫颈阴道部，在两者之间的环行凹陷，分前部、后部和侧部，以后部最深，称阴道穹。

二、女性外生殖器

（在女性外生殖器、女性盆腔完整标本并结合数字人解剖系统观察）

女性外生殖器即女阴，包括阴阜、大阴唇、小阴唇、阴道前庭、阴蒂、前庭球和前庭大腺。

1. 阴道前庭 位于两侧小阴唇之间的裂隙，前部有较小的尿道外口，后部有较大的阴道口，在阴道口与小阴唇之间偏后方有前庭大腺导管开口。

2. 前庭大腺 位于阴道口的两侧，前庭球后端的深面，形如豌豆，导管向内开口于阴道前庭，如因炎症阻塞导管，可形成前庭大腺囊肿。

附：女性乳房

（在女性乳房瓶装标本、女性乳房模型并结合数字人解剖系统观察）

1. 位置　乳房位于胸前部，胸大肌和胸肌筋膜浅面，上界平 2～3 肋，下界平 6～7 肋，内侧界至胸骨旁线，外侧界达腋中线。乳头平第 4 肋间隙或第 5 肋。

2. 形态　成年女性未产妇呈半球形，中央有乳头，其顶端有输乳管的开口。乳头周围有乳晕。

3. 结构　乳房由皮肤、纤维组织、脂肪组织和乳腺构成。每个乳房有 10～20 个乳腺叶，每个腺叶有一条输乳管开口于乳头，输乳管在近乳头处膨大，称输乳管窦。乳腺叶和输乳管是以乳头为中心呈放射状排列，乳房皮肤与乳腺深面胸筋膜之间，连有许多结缔组织小束，称乳房悬韧带（或 Cooper 韧带），对乳房起支持作用。乳腺癌时悬韧带受侵犯而缩短，牵拉表面皮肤产生凹陷，呈“橘皮样变”。

附：会阴

（在男、女性盆底肌瓶装标本和盆底模型标本并结合数字人解剖系统进行观察）

会阴有广义和狭义之分。狭义会阴是指外生殖器与肛门之间的区域，女性又称为产科会阴。广义会阴为骨盆出口区域所有软组织的总称，其境界与骨盆下口一致，借连接两侧坐骨结节的连线，可分为前、后两个三角：前方为尿生殖三角，后方为肛三角。

- 尿生殖三角
  - 境界
    - 前界：耻骨联合下缘
    - 两侧：耻骨下支、坐骨支
    - 后界：坐骨结节间线
  - 通过的结构
    - 男性：尿道
    - 女性：尿道、阴道
- 肛三角
  - 境界
    - 前界：坐骨结节间线
    - 两侧：骶结节韧带、坐骨结节
    - 后界：尾骨尖
  - 通过的结构：肛管

（一）会阴肌

会阴肌是会阴最重要的结构，尤其是组成盆膈和尿生殖膈的肌群更为重要。盆膈主要位于会阴的后大部，在肛三角内，由肛提肌和尾骨肌及其筋膜所构成，被直肠末端穿过。尿生殖膈位于会阴的前小部，在尿生殖三角内，由会阴深横肌和尿道括约肌及其筋膜构成。盆膈与尿生殖膈封闭整个骨盆下口，有承载盆腔及腹腔脏器的作用。会阴肌可分为肛三角肌群和尿生殖三角肌群两部分。

1. 肛三角肌群

（1）肛提肌：肛提肌成对，呈四边形薄片，附着于骨盆壁内面。左右连合呈漏斗状，尖向下方，封闭骨盆下口的大部。该肌后外缘有结缔组织与尾骨肌分隔。两侧肛提肌前内缘之间形成三角形裂隙，称为盆膈裂孔，在直肠与耻骨联合之间，被尿生殖膈封闭。此孔在男性有尿道通过，在女性有尿道及阴道通过。

（2）尾骨肌：尾骨肌起自坐骨棘，呈扇形扩展，止于骶骨下部及尾骨上部的外侧缘。

有辅助封闭骨盆下口，承托脏器和固定骶、尾骨的作用。

（3）肛门外括约肌：肛门外括约肌为横纹肌，环绕肛门与直肠之间的扁的环形肌。大部起于尾骨尖，止于会阴中心腱。通常处于收缩状态，有括约肛门的作用。

坐骨肛门窝：坐骨肛门窝为肛提肌和尾骨肌的两侧与闭孔内筋膜和臀大肌间的一对凹陷，窝呈楔状，尖朝上，底朝下。其内有大量脂肪组织，并有血管和神经通过。肛门周围脓肿常发生于此处。

2. 尿生殖三角肌群 分浅、深两层。浅层每侧各有会阴浅横肌、球海绵体肌和坐骨海绵体肌，这三个肌围成三角形。深层封闭尿生殖三角，有会阴深横肌和尿道膜部括约肌。

（1）浅层

1）会阴浅横肌：是成对的小肌，起自坐骨结节，横行抵止于会阴中心腱，其中一部分肌纤维越过正中线与对侧同名肌，肛门外括约肌和球海绵体肌相连续，两侧共同收缩时，可固定会阴中心腱。

2）球海绵体肌：位于肛门前方，包绕尿道球。起自会阴中心腱和尿道球下面的中线，止于阴茎背部的筋膜。收缩时，使尿道缩小并缩短以协助排尿和射精，并参与阴茎的勃起。在女性此肌称为阴道括约肌，肌纤维环绕阴道口和尿道口，收缩时压迫前庭球，使阴道口缩小。环绕尿道口的肌纤维具有括约尿道口的作用。

3）坐骨海绵体肌：覆盖阴茎脚和海绵体的浅面。起自坐骨结节，止于阴茎脚下面。收缩时压迫阴茎海绵体根部，参与阴茎勃起，故又名阴茎勃起肌。

（2）深层

1）会阴深横肌：左、右两侧各起自坐骨支，夹在尿生殖膈上、下筋膜之间，在正中线两侧相互交错，一部分抵止于会阴中心腱。尿道球腺藏于此肌中，收缩时，可以加强会阴中心腱的稳固性，在男性有固定尿道的作用，在女性有固定阴道与尿道的作用。

2）尿道膜部括约肌：在会阴深横肌的前方，围绕尿道膜部，是随意的尿道外括约肌，在女性包绕尿道和阴道，故又称尿道阴道括约肌，可紧缩尿道和阴道。

（二）会阴筋膜

会阴筋膜分为浅筋膜和深筋膜。

1. 浅筋膜 即皮下筋膜，为全身皮下筋膜的一部分，较薄弱，富有汗腺及皮脂。

2. 深筋膜 有三层。此三层筋膜的外侧缘均附于耻骨弓，后缘故彼此愈合。第一层甚薄，实为浅筋膜深层，即会阴浅筋膜。覆盖会阴浅横肌、坐骨海绵体肌、球海绵体肌及各海绵体的表面，向前接阴囊肉膜、阴茎浅筋膜和腹前壁的浅筋膜深层。第二层为尿生殖膈下筋膜，位于会阴深横肌和尿道膜部括约肌下面。第三层即尿生殖膈上筋膜，位于会阴深横肌和尿道膜部括约肌的上面。第二层及第三层筋膜即形成尿生殖膈的上、下两层筋膜。会阴浅筋膜与尿生殖膈下筋膜之间的间隙称为会阴浅隙，其中含有尿道球及尿道海绵体的一部、尿道海绵体肌、阴茎脚及坐骨海绵体肌。此间隙后缘为会阴浅横肌。尿生殖膈上、下筋膜之间的间隙称为会阴深隙，内含会阴深横肌。尿道穿过的部分肌束特别发达，即尿道膜部括约肌（尿道括约肌）。阴部内动脉及阴部神经的分支分布在深、浅二袋的结构中。

【案例分析】

患者女，60岁，农民，生育有4个孩子。近两年来阴道脱出一肿块，而且逐渐增大。

遂来到医院检查，医生给患者进行了妇科检查时发现宫颈光滑，屏气用力后宫颈和部分宫体脱出阴道口外，子宫萎缩，双侧子宫附件正常。

临床诊断：Ⅱ度子宫脱垂。

问题思考：

1. 固定子宫的装置主要有哪些？分别有何作用？

2. 试述子宫的位置、形态和分部。

3. 何为子宫附件？

4. 导致子宫脱垂的原因可能有哪些？

解剖学解析：

1. 固定子宫的装置主要有4对韧带。①子宫阔韧带：主要功能限制子宫向两侧移动。②子宫圆韧带：维持子宫前倾位。③子宫主韧带：维持子宫颈正常位置，防止子宫脱垂。④骶子宫韧带：协助子宫圆韧带维持子宫前倾前屈位。除韧带外，还有盆膈、尿生殖膈及阴道的承托，周围结缔组织牵拉等因素对子宫起固定作用。

2. 子宫位于盆腔中央，膀胱与直肠之间，下端接阴道，两侧有卵巢和输卵管，子宫底在骨盆上口平面以下，子宫颈下端在坐骨棘平面以上，当膀胱空虚时，成年女性的子宫是前倾前屈位。成人未孕子宫呈倒置梨形，前后稍扁，其上端宽而圆，向前上朝着腹腔，下端稍窄伸入阴道，子宫中部的稍下方呈轻度狭窄称为子宫峡，峡以上的部分为子宫体，位于两输卵管开口上方的部分为子宫底，峡以下的部分为子宫颈，子宫颈又分为阴道部（伸入阴道的部分）和阴道上部。

3. 位于子宫两侧的输卵管和卵巢合称子宫附件。

4. 子宫从正常位置沿阴道下降，宫颈外口达坐骨棘水平以下，甚至子宫全部脱出于阴道口以外，称为子宫脱垂。分娩损伤为子宫脱垂最主要的原因，妊娠、分娩增加盆底组织受损的机会；产后过早参加重体力劳动，将影响盆地组织张力的恢复，导致未复旧的子宫下移。长期腹压增加，如长期慢性咳嗽、腹水、习惯性便秘、频繁地举重物等。医源性原因有没有充分纠正手术所造成的盆腔支持结构的缺损。

【复习思考题】

名词解释：子宫峡　阴道穹　乳房悬韧带（Cooper 韧带）　会阴

问答题：

1. 试述卵子的产生及排出途径。

2. 输卵管行程从外向内分哪几部分？女性结扎部位常在何处？

3. 子宫附件指的是哪些结构？

4. 试述子宫的位置、形态、分部以及维持子宫正常位置的韧带名称及作用。

5. 试述乳房的结构特点及其手术切口的选择。

（罗怀香）

第七章　腹　　膜

【实验目的】

掌握内容：腹膜腔的概念；腹膜与腹、盆腔脏器的被覆关系。

熟悉内容：小网膜的位置、分部及各部内的结构，大网膜的位置与构成，网膜囊和网膜孔的位置；腹膜陷凹的名称、位置及临床意义。

了解内容：腹膜的功能；各系膜的名称、位置和附着；肝、脾和胃的韧带名称和位置。

重点内容：腹膜腔的概念；腹膜与腹、盆腔脏器的被覆关系；腹膜陷凹的名称、位置及临床意义。

难点内容：腹膜与腹、盆腔脏器的被覆关系；网膜囊和网膜孔的位置。

重点观察结构：大网膜、小网膜、肝肾隐窝、肠系膜、横结肠系膜、阑尾系膜、直肠子宫陷凹、直肠膀胱陷凹、腹膜与腹、盆腔脏器的被覆关系（内位、间位和外位器官）。

【实验材料】

1. 医学虚拟仿真实验教学中心——数字人解剖系统。

2. 标本：实物标本，尸体（示腹膜的配布和腹膜腔的形成与腹膜形成的结构）；瓶装标本，男、女性盆腔矢状切（示陷凹）；游离标本，男、女性盆腔矢状切（示陷凹），肝脏（示韧带）。

【实验内容】

一、概述

（一）腹膜

腹膜为全身面积最大、配布最复杂的浆膜，由间皮及少量结缔组织构成，薄而光滑，呈半透明状，衬于腹、盆腔壁内面的腹膜称为壁腹膜或腹膜壁层；覆盖于腹、盆脏器表面的部分称为脏腹膜或腹膜脏层。

（二）腹膜腔

腹膜腔为脏腹膜与壁腹膜互相延续、移行，共同围成的不规则的潜在性腔隙。男性腹膜腔为一封闭的腔隙，女性腹膜腔则借输卵管腹腔口经输卵管、子宫、阴道与外界相通。

（三）脏、壁腹膜的差异

壁腹膜较厚，与腹、盆壁之间有一层疏松结缔组织，称为腹膜外组织；在腹后壁及腹前壁下部的腹膜外组织中含有较多脂肪。脏腹膜紧贴覆于脏器表面，可视为器官的一部分。

（四）腹膜的功能

腹膜可产生少量滑液，湿润和减少脏器间的摩擦；腹膜具有吸收能力、防御功能、修复再生能力；腹膜形成的韧带、系膜等结构有固定和支持脏器的作用。

二、腹膜与腹盆腔脏器的关系

（在尸体上观察）

（一）腹膜内位器官

是指全部突向腹膜腔，各面均被腹膜所覆盖的器官，如胃、十二指肠上部、空肠、回肠、盲肠、阑尾、横结肠、乙状结肠、脾、卵巢、输卵管等。

（二）腹膜间位器官

是指大部分被腹膜覆盖，仅有少部分未被腹膜覆盖的器官，如肝、胆囊、升结肠、降结肠、直肠上段、子宫、膀胱等。

（三）腹膜外位器官

是指仅一面被腹膜覆盖，其余面均不覆盖腹膜的器官，如肾、肾上腺、输尿管、胰、十二指肠降部和下部、直肠中下段等。

三、腹膜形成的主要结构

（一）网膜

（在尸体上并结合数字人解剖系统观察）

网膜由双层腹膜构成，薄而透明，两层腹膜间夹有血管、神经、淋巴管及结缔组织等。

1. 小网膜 是自肝门向下移行至胃小弯和十二指肠上部的双层腹膜结构，其左侧部从肝门至胃小弯，称肝胃韧带；小网膜的右侧连接肝门与十二指肠上部，称肝十二指肠韧带，其内走行着出入肝的重要管道，即右前方的胆总管、左前方的肝固有动脉和两者后方的门静脉，小网膜游离缘后方为网膜孔，通过网膜孔可进入胃后方的网膜囊。

2. 大网膜 是连于胃大弯和横结肠之间的四层腹膜结构，形似围裙，覆盖于空、回肠和横结肠前方，其左缘与胃脾韧带相连续，胃前、后壁的脏腹膜自胃大弯和十二指肠上部向下延续构成了大网膜的前叶，下垂至横结肠时，不完全地贴附于横结肠的表面，这一段大网膜前叶又称为胃结肠韧带，大网膜前叶继续下垂一段后，向后返折向上则形成了大网膜的后叶，向后上连于横结肠并叠合成为横结肠的系膜。

3. 网膜囊 是位于小网膜和胃后方的扁窄间隙，又称小腹膜腔。网膜囊上壁为肝尾叶及膈下方的腹膜；前壁由上向下依次为小网膜、胃后壁腹膜和大网膜前叶；下壁为大网膜的前、后叶返折部；后壁由下向上依次为大网膜后叶、横结肠及其系膜，以及覆盖胰、左肾、左肾上腺等处的腹膜；左侧壁为脾、胃脾韧带和脾肾韧带；网膜囊右侧借网膜孔与腹膜腔其余部分相通。网膜孔上界为肝尾叶，下界为十二指肠上部，前界为肝十二指肠韧带，后界为腹膜覆盖的下腔静脉。

（二）系膜

（在尸体上并结合数字人解剖系统观察）

1. 肠系膜 是将空、回肠连于腹后壁的双层腹膜结构，其附着于腹后壁的部分称为肠系膜根，长约 15cm，自第 2 腰椎左侧起，斜向右下跨过脊柱及其前方结构，止于右骶髂关节前方。

2. 阑尾系膜 呈三角形，将阑尾连于肠系膜下方的双层腹膜结构，阑尾的血管、淋巴管、神经走行于系膜的游离缘内，故阑尾切除时，应从系膜游离缘进行血管结扎。

3. 横结肠系膜 是将横结肠系连于腹后壁的横位双层腹膜结构，其根部自结肠右曲起始，向左跨右肾中部、十二指肠降部、胰头等器官前方，直至结肠左曲。

4. 乙状结肠系膜 是将乙状结肠固定于左下腹部的双层腹膜结构，其根部附着于左髂窝和骨盆左后壁。

（三）韧带

（在尸体和游离肝脏标本上观察）

1. 肝的韧带

（1）镰状韧带：是位于膈穹隆下方和肝上面之间矢状位的双层腹膜结构，位于前正中线右侧，其前部沿腹前壁上份向下连于脐，侧面观呈镰刀状，其游离缘的下缘肥厚，内含肝圆韧带。

（2）冠状韧带：呈冠状位，分前、后两层，由膈下及肝上面的腹膜移行而成。前层向前与镰状韧带相延续，前、后两层间相隔较远处的肝表面未被腹膜覆盖的区域称为肝裸区。冠状韧带左、右两端处，前、后两层彼此粘和增厚形成左、右三角韧带。

2. 脾的韧带

（1）胃脾韧带：是连于胃底和脾门之间的双层腹膜结构，向下与大网膜左侧部连续。韧带内含胃短血管和胃网膜左血管起始段及脾和胰的淋巴管、淋巴结等。

（2）脾肾韧带：是自脾门至左肾前面的双层腹膜结构。韧带内含胰尾及脾血管、淋巴管、神经丛等。

（3）膈脾韧带：是脾肾韧带向上连于膈下面的结构，由膈与脾之间的腹膜构成。

3. 胃的韧带 包括肝胃韧带、胃脾韧带、胃结肠韧带和胃膈韧带等。

（四）腹膜隐窝和陷凹

（在尸体上和男、女性盆腔矢状切标本上观察）

1. 肝肾隐窝 位于肝右叶下面与右肾和结肠右曲之间，仰卧时为腹膜最低处，为液体易于积聚的部位。

2. 腹膜陷凹

（1）直肠膀胱陷凹：位于盆腔内，男性在膀胱与直肠之间有，凹底距肛门约 7.5cm。女性在膀胱与子宫之间有膀胱子宫陷凹。

（2）直肠子宫陷凹：位于直肠与子宫之间，也称 Douglas 腔，较深，与阴道后穹仅隔一薄的阴道壁。站立或半卧位时，男性直肠膀胱陷凹和女性直肠子宫陷凹是腹膜腔最低部位，故积液多存在于这些陷凹内。

【案例分析】

小李，23 岁，已婚，停经 46 天，因下腹疼痛逐渐加重伴肛门坠胀感 7 小时来医院急诊，查体：血压 90/60mmHg，面色苍白、表情痛苦、微汗。经阴道后穹隆穿刺抽出不凝血，立即对小李行腹腔镜探查。

问题思考：经阴道后穹隆穿刺到何处？站立位时男性和女性腹膜腔最低点分别在何位置？

解剖学解析：

站立或半卧位时，男性直肠膀胱陷凹和女性直肠子宫陷凹是腹膜腔最低部位，故积液多存在于这些陷凹内。阴道上端宽阔，环绕子宫阴道部形成凹陷，称为阴道穹，分为前部、后部和两个侧部。阴道穹后部最深，与后上方腹膜腔的直肠子宫陷凹紧密相邻，仅隔阴道壁和一层腹膜，临床上可经阴道后穹隆穿刺到直肠子宫陷凹。

【复习思考题】

名词解释： 腹膜腔　直肠子宫陷凹　小网膜　网膜囊

问答题：

1. 腹膜与盆腹腔脏器的关系有哪几种？各包括哪些脏器？有何临床意义？

2. 请说明人体在平卧位和立位时腹膜腔的最低点。

（罗怀香）

第八章 脉管系统

第一节 总论和心脏

【实验目的】

掌握内容：脉管系统的组成；心血管系统的组成；体循环和肺循环的概念及功能意义；心脏的位置、外形、毗邻及心脏各腔的形态结构；房间隔与室间隔位置及形态结构；心传导系统的组成、位置和功能；左、右冠状动脉的起始、行径；冠状窦及其属支的位置；掌握心包的概念。

熟悉内容：动脉、静脉的结构特点；心的纤维性支架和心壁的构造；左、右冠状动脉的主要分支及分布；心包横窦和心包斜窦的位置及临床意义；心脏的体表投影。

了解内容：脉管系统的功能意义；毛细血管的结构特点；血管吻合和侧支循环的概念；房室隔的位置及形态结构；心脏的静脉回流途径。

重点内容：心脏的位置、外形、毗邻及心脏各腔的形态结构；心传导系统的组成、位置和功能；左、右冠状动脉的起始、行径。

难点内容：心脏各腔的形态结构；心的构造；心包横窦和心包斜窦的位置及临床意义。

重点观察结构：前、后室间沟，房间沟，冠状窦，卵圆窝，界沟，界嵴，二尖瓣，三尖瓣，肺动脉瓣，主动脉瓣，隔缘肉柱，室上嵴，腱索，乳头肌，左、右冠状动脉，心大静脉，心中静脉，心小静脉，心包横窦，心包斜窦。

【实验材料】

1. 医学虚拟仿真实验教学中心——数字人解剖系统。

2. 标本：尸体（胸腔及心包已打开），游离完整心脏标本（示心外形），游离剖开心脏标本（示心腔内结构、心壁、心脏间隔），去掉心房的游离心脏标本（示心的纤维支架、瓣膜），心脏带血管标本（示心的血管）。

3. 模型：心脏模型。

【实验内容】

脉管系统是一个封闭的管道系统，分布于人体各部，包括心血管系统和淋巴系统。心血管系统由心脏、动脉、毛细血管和静脉组成。淋巴系统包括淋巴管道、淋巴器官和淋巴组织。

一、心脏的位置和毗邻

（在打开胸前壁的尸体上观察）

心脏位于胸腔中纵隔内，约 2/3 位于正中线的左侧，1/3 位于正中线的右侧。前方对向胸骨体和第 2～6 肋软骨；后方平对第 5～8 胸椎；两侧与胸膜腔和肺相邻；上方连接出入心的大血管；下方邻膈。

二、心脏的外形

（用游离完整心脏标本，依次观察心脏的一尖、一底、两面、三缘和 4 条沟）

心脏是一个中空的肌性器官，形似倒置的、前后稍扁的圆锥体，心尖朝向左前下方，由左心室构成。心底朝向右后上方，主要由左心房构成，小部分由右心房构成。心的胸肋面（前面），朝向前上方，大部分由右心房及右心室构成，小部分由左心耳和左心室构成。膈面（下面），呈水平位，朝向下方并略朝向后，隔心包贴膈，大部分由左心室构成，一小部由右心室构成。下缘近水平，由右心室和心尖构成。左缘钝圆，斜向左下，大部分由左心室构成，小部分由左心耳构成。右缘较垂直，由右心房构成。

心脏分为左、右心房及左、右心室 4 个腔，心脏表面有 4 条沟，可作为 4 个心腔的表面分界。冠状沟（房室沟）呈额状位，是右上方的心房和左下方的心室的分界。前室间沟位于心室的胸肋面，与室间隔的前缘一致，是左、右心室在胸肋面的分界。后室间沟位于心室的膈面，与室间隔的下缘一致，是左、右心室在膈面的分界。后房间沟在心底，右心房与右上、下肺静脉交界处的浅沟，与房间隔后缘一致，是左、右心房在心表面的分界。后房间沟、后室间沟与冠状沟的相交处称房室交点，是心脏表面的一个重要标志。

三、心腔

（用游离剖开心脏标本或模型观察心脏各腔的形态结构特点，重点观察各腔的出入口、瓣膜复合体等结构）

1. 右心房 位于心的右上部，壁薄而腔大，可分为前、后两部。前部为固有心房，后部为腔静脉窦，两者之间以右心房表面的界沟分界，在腔面，与界沟相对应的纵行肌隆起为界嵴。

腔静脉窦内壁光滑，内有上、下腔静脉口和冠状窦口。下腔静脉口开口于腔静脉窦的下部，在下腔静脉口的前缘有下腔静脉瓣。冠状窦口位于下腔静脉口与右房室口之间，窦口后缘有冠状窦瓣。右心房内侧壁的后部主要由房间隔形成，其下部有一卵圆形凹陷，名卵圆窝，为胚胎时期卵圆孔闭合后的遗迹，此处薄弱，是房间隔缺损的好发部位。右心房的冠状窦口前内缘、三尖瓣隔侧尖附着缘和 Todaro 腱之间的三角区，称 Koch 三角。Todaro 腱为下腔静脉口前方心内膜下可触摸到的一个腱性结构。Koch 三角的前部心内膜深面为房室结。

右心房的前下部为右房室口，右心房的血液由此流入右心室。

2. 右心室 位于右心房的左前下方，右心室腔被室上嵴分成后下方的右心室流入道（窦部）和前上方的流出道（漏斗部）两部分。

窦部的入口为右房室口，口周缘有三尖瓣环，其上附着 3 个三角形的三尖瓣，分别称前尖瓣、后尖瓣和隔侧尖瓣。观察右心室壁的内面，可见有许多纵横交错的肌性隆起，称肉柱。其中突入心室腔的圆锥体形肌性隆起，称乳头肌，有前、后和隔侧 3 群。乳头肌的顶端借腱索连于三尖瓣。注意观察腱索附着于瓣尖的心室面和边缘而非附于其心房面。前乳头肌根部有一条肌束横过室腔至室间隔的下部，称隔缘肉柱。三尖瓣环、三尖瓣、腱索和乳头肌合称三尖瓣复合体。

漏斗部位于右心室前上方，内壁光滑无肉柱，呈锥体状，其上端借肺动脉口通肺动脉干。肺动脉口周缘有肺动脉环，环上附有 3 个半月形的肺动脉瓣，此瓣呈半月形小袋，每个瓣膜游离缘的中央有一个小结节，称半月瓣小结。

3. 左心房 位于右心房的左后方，左心房可分为前部的左心耳和后部的左心房窦。左心房的入口为 4 个肺静脉口，每侧各有 2 个，开口于左心房后部两侧。左心房的出口为左房室口，较右房室稍小。

4. 左心室 位于右心室的左后方，左心室腔以二尖瓣前尖为界分为左后方的窦部（流入道）和右前方的主动脉前庭（流出道）两部分。

窦部的入口为左房室口，口周缘有二尖瓣环，其上附着两个三角形的二尖瓣，分别称前尖瓣和后尖瓣。其尖与腱索的关系与三尖瓣相同。二尖瓣环、二尖瓣、腱索和乳头肌合称为二尖瓣复合体。

主动脉前庭为左心室的前内侧部分，其出口为主动脉口，其周缘有主动脉环，上附有3个半月形瓣膜，称主动脉瓣。每个瓣膜相对的主动脉壁向外膨出，半月瓣与主动脉壁之间的袋状间隙称主动脉窦。左、右窦壁上有左、右冠状动脉的开口。

四、心脏的构造

1. 心纤维支架 心纤维性支架，又称心纤维骨骼，位于房室口、肺动脉口和主动脉口的周围，由致密结缔组织构成。包括左、右纤维三角、4个瓣纤维环（肺动脉瓣环、主动脉瓣环、二尖瓣环和三尖瓣环）、圆锥韧带、室间隔膜部和瓣膜间隔等。用去掉心房的游离心脏标本观察，主动脉口、肺动脉口、左房室口和右房室口，探查左、右纤维三角。

2. 心壁 用心剖开标本观察心内膜和心外膜，用心肌标本观察心肌的走行方向。

心内膜是被覆于心腔内面的一层滑润的膜，由内皮和内皮下层构成。心脏瓣膜是由心内膜向心腔折叠而成。

心肌层为构成心壁的主体，包括心房肌和心室肌两部分。心房肌和心室肌附着于心纤维骨骼，被其分开而不延续，故心房和心室可不同时收缩。心房肌较薄，由浅、深两层组成。心室肌较厚，尤以左心室为甚，一般分为浅、中、深3层。

心外膜即浆膜性心包的脏层，包裹在心肌表面。

3. 心间隔 用心剖开标本观察房间隔和室间隔的位置和构成。

房间隔，位于左、右心房之间，房间隔向左前方倾斜，由两层心内膜中间夹心房肌纤维和结缔组织构成。房间隔右侧面中下部有卵圆窝，是房间隔最薄弱处。

室间隔位于左、右心室之间，呈45°倾斜，室间隔可分为肌部和膜部两部分。肌部占据室间隔的大部分，由肌组织覆盖心内膜而成。其左侧面心内膜深面有左束支及其分支通过，在右侧有右束支通过，但其表面有薄层心肌覆盖。膜部位于心房与心室交界部位，室间隔缺损多发生于此部。

房室隔为房间隔和室间隔之间的过渡、重叠区域。

五、心传导系统

（用心模型观察辨认心传导系各结构的位置）

心传导系统由特殊心肌细胞构成，包括窦房结，结间束，房室交界区，房室束，左、右束支和浦肯野纤维网。

窦房结是心脏的正常起搏点。窦房结多呈长梭形（或半月形），位于上腔静脉与右心房交界处的界沟上1/3的心外膜下。

结间束有3条：前结间束、中结间束、后结间束。结间束在房室结上方相互交织，并有分支与房间隔左侧的左心房肌纤维相连，从而将冲动传至左心房。

房室交界区，又称房室结区，其范围基本与房室隔右侧面的 Koch 三角一致。房室交界区由房室结、房室结的心房扩展部和房室束的近侧部 3 部分组成。房室结是房室交界区的中央部分，位于 Koch 三角的尖端，房室结的前端变细穿入右纤维三角，即为房室束。房室交界区将来自窦房结的兴奋延搁下传至心室，使心房和心室肌依次交替收缩。

房室束又称 His 束，起自房室结前端，穿右纤维三角，继而走行于室间隔肌性部与右纤维三角之间，向前下行于室间隔膜部的后下缘，同时左束支的纤维陆续从主干发出，最后分为右束支和左束支。

左束支发自房室束的分叉部，在室间隔左侧心内膜下行走。

右束支起于房室束分叉部的末端，从室间隔膜部下缘的中部向前下弯行，表面有室间隔右侧面的薄层心肌覆盖。

左、右束支的分支在心内膜下交织成心内膜下浦肯野纤维网，心内膜下浦肯野纤维网发出分支以直角或钝角进入心室壁内则构成心肌内浦肯野纤维网，最后与收缩心肌相连。

六、心的血管

（用心脏带血管标本和模型观察左、右冠状动脉的走行及主要分支，观察冠状窦的走行）

1. 左冠状动脉 起于主动脉的左冠状动脉窦，在肺动脉干与左心耳之间探查左冠状动脉，其主要分支为前室间支和旋支。

2. 右冠状动脉 起于主动脉的右冠状动脉窦，在右心耳与肺动脉干之间探查右冠状动脉。其主要分支有窦房结支、右缘支、后室间支、右旋支、右房支和房室结支。

3. 心的静脉 心的静脉可分为浅静脉和深静脉两个系统。浅静脉起于心肌各部，大部分静脉血由冠状窦汇集入右心房。冠状窦的主要属支有心大、中、小静脉，此外冠状窦还收集一些零星的小静脉属支。亦有些小静脉可以直接注入心腔。深静脉也起于心肌层，直接汇入心腔，以回流入右心房者居多。

七、心包

（在尸体标本上观察心包，注意观察心包横窦、心包斜窦和心包前下窦的位置）

心包是包裹心和出入心的大血管根部的圆锥形纤维浆膜囊，分内、外两层，外层为纤维心包，内层是浆膜心包。浆膜心包位于心包囊的内层，又分脏、壁两层。壁层衬贴于纤维性心包的内面，与纤维心包紧密相贴。脏层包于心肌的表面，称心外膜。脏、壁两层在出入心的大血管的根部互相移行，两层之间的潜在腔隙称为心包腔，内含少量浆液起润滑作用。

浆膜心包脏、壁两层返折处的间隙，称心包窦。主要有：心包横窦，为心包腔在主动脉、肺动脉后方与上腔静脉、左心房前壁前方间的间隙；心包斜窦，为位于左心房后壁，左右肺静脉、下腔静脉与心包后壁之间的心包腔；心包前下窦，位于心包腔的前下部，心包前壁与膈之间的交角处，由心包前壁移行至下壁所形成。人体直立时，该处位置最低，心包积液常存于此窦中，是心包穿刺的比较安全部位。

八、心的体表投影

心的体表投影通常采用 4 点连线法来确定，在尸体标本上进行验证。①左上点：于左侧第 2 肋软骨的下缘，距胸骨侧缘约 1.2cm 处。②右上点：于右侧第 3 肋软骨上缘，距胸骨侧缘约 1cm 处。③右下点：于右侧第 7 胸肋关节处。④左下点：于左侧第 5 肋间隙，距前正中线 7～9cm。左、右上点连线为心的上界。左、右下点连线为心的下界。右上点与右下点之间微向右凸的弧形连线为心的右界，左上点与左下点之间微向左凸的弧形连线为心的左界。

【案例分析】

女，9 岁。家长诉：患儿出生后不好带，经常啼哭。长大后发育与同龄人相比迟缓，经常生病。由于活动后常会造成面部发紫，口唇发乌，被人称为“紫娃”。检查所见：患儿瘦小，身高矮，发育不佳。第 2、3 肋间胸骨左缘附近可听到明显心脏杂音，用手轻触有震颤感，嘱其活动后更为明显，并有口唇发绀、下蹲等表现。X 线检查提示两肺充血及右心房、室扩大。彩色多普勒超声心动图显示心房水平有自左向右的分流。

问题思考：

1. 该病例诊断是什么？

2. 用解剖知识解释该病例。

解剖学解析：

诊断为房间隔缺损。胚胎时期，胎儿房间隔上有卵圆孔，胎儿出生后建立自己的肺循环，卵圆孔就应该关闭，若未闭左、右心房相通，左心房内的血液就会向右心房分流。

【复习思考题】

名词解释：体循环　肺循环　卵圆窝　三尖瓣复合体　二尖瓣复合体　心包腔　心包横窦　隔缘肉柱

问答题：

1. 试述心脏的位置和外形。

2. 心腔内有哪些瓣膜？各有何作用？

3. 试述心传导系统的组成及其功能。

4. 试述心的体表投影。

5. 试述左冠状动脉的起点、分支及其分布范围。

第二节　动　　脉

【实验目的】

掌握内容：主动脉的起止、分部及各部的位置、行程；主动脉弓上三大分支的名称、位置；左、右颈总动脉的起始、位置和行程；颈动脉窦和颈动脉小球的形态、位置和功能；颈外动脉主要分支的行程和分布；锁骨下动脉的起始、行程和分布范围；腋动脉、肱动脉、桡动脉、尺动脉的起始、行程、分布；腹主动脉不成对脏支的名称、发出部位、行程、分支分布；股动脉、股深动脉、腘动脉、胫前动脉、胫后动脉的起始、行程和分布；全身动脉搏动点及常用止血点。

熟悉内容：肺动脉干及左、右肺动脉的行程；动脉韧带的位置；椎动脉、胸廓内动脉、甲状腺下动脉的起始、行程、分布；掌浅弓和掌深弓的组成及功能意义；肋间后动脉的行程和分布；腹主动脉成对脏支的名称、行程、分布；髂总动脉的起始、行程；髂内动脉主要脏支的行程、分支和分布；子宫动脉与输尿管的关系及临床意义；髂外动脉的位置。

了解内容：颈内动脉在颈部的行程；髂内动脉主要壁支的行程、分布；腹壁下动脉的行程和分布。

重点内容：主动脉的起止、分部及各部的位置、行程；主动脉弓上三大分支的名称、位置。左、右颈总动脉的起始和行程；颈外动脉、锁骨下动脉、腋动脉、肱动脉、桡动脉、尺动脉的起始、行程、分布；腹主动脉不成对脏支的名称、分支分布；股动脉、腘动脉、胫前动脉、胫后动脉的起始、行程和分布。

难点内容：颈外动脉、锁骨下动脉、腋动脉、腹主动脉不成对脏支、髂内动脉的分支分布。

重点观察结构：主动脉弓上三大分支，左、右颈总动脉，颈外动脉，颈动脉窦，颈动脉小球，锁骨下动脉，腋动脉，肱动脉，桡动脉，尺动脉，掌浅弓，掌深弓，肋间后动脉，腹腔干三大分支，肠系膜上、下动脉，回结肠动脉，髂外动脉，髂内动脉，直肠上、下动脉，子宫动脉，股动脉，股深动脉，旋股内、外侧动脉，闭孔动脉，腘动脉，胫前动脉，胫后动脉。

【实验材料】

1. 医学虚拟仿真实验教学中心——数字人解剖系统。

2. 标本：尸体（示全身动脉主干及其分支），游离上、下肢（示上下肢动脉主干及其分支），男、女盆腔矢状切标本（示髂内动脉及其分支），心脏带血管标本（示肺动脉及动脉韧带）。

3. 模型：男女盆腔矢状切模型。

【实验内容】

一、肺循环动脉

（用游离心脏带血管标本观察）

肺动脉干系一粗短的动脉干，起自右心室，在升主动脉前方向左后上方斜行，至主动脉弓下方分为左、右肺动脉。在肺动脉干分叉处稍左侧有一纤维性的动脉韧带，连于主动脉弓下缘，是胚胎时期动脉导管闭锁后遗迹。动脉导管若在出生后 6 个月尚未闭锁，称为动脉导管未闭，是常见的先天性心脏病之一。

二、体循环动脉

（一）主动脉

（在尸体上观察）

主动脉是体循环的动脉主干。主动脉由左心室发出，起始段为升主动脉，向右前上方斜行，达右侧第 2 胸肋关节高度移行为主动脉弓，弓形弯向左后方，至第 4 胸椎体下缘处向下移行为胸主动脉，沿脊柱左侧下行逐渐转至其前方，于第 12 胸椎高度穿膈的主动脉裂孔，移行为腹主动脉，在腹腔内沿脊柱左前方下降，至第 4 腰椎体下缘处分为左、右髂总动脉。

1. 升主动脉 升主动脉发出左、右冠状动脉。

2. 主动脉弓 主动脉弓壁外膜下有丰富的游离神经末梢称为压力感受器。主动脉弓下方靠近动脉韧带处有 2～3 个粟粒样小体，称主动脉小球，为化学感受器。主动脉弓凹侧发出数条细小的支气管支和气管支。主动脉弓凸侧从右向左发出 3 大分支：头臂干、左颈总动脉和左锁骨下动脉。头臂干为一粗短干，向右上方斜行至右胸锁关节后方分为右颈总动脉和右锁骨下动脉。

（二）头颈部的动脉

（在尸体上观察）

1. 颈总动脉 两侧颈总动脉均经胸锁关节后方，沿食管、气管和喉的外侧上行，至甲状软骨上缘高度分为颈内动脉和颈外动脉。颈总动脉上段位置表浅，在活体上可摸到其搏动。当头面部大出血时，可在胸锁乳突肌前缘，平喉的环状软骨高度，向后内将颈总动脉压向第 6 颈椎的颈动脉结节，进行急救止血。

在颈总动脉分杈处有颈动脉窦和颈动脉小球两个重要结构。

颈动脉窦是颈总动脉末端和颈内动脉起始部的膨大部分。窦壁外膜较厚，其中有丰富的游离神经末梢称压力感受器。当血压增高时，窦壁扩张，刺激压力感受器，可反射性地引起心跳减慢、末梢血管扩张，血压下降。

颈动脉小球是一个扁椭圆形小体，借结缔组织连于颈动脉杈的后方，为化学感受器，可感受血液中二氧化碳分压、氧分压和氢离子浓度变化。当血中氧分压降低或二氧化碳增高时，反射性地促使呼吸加深加快。

2. 颈外动脉 由颈总动脉发出后，初居颈内动脉前内侧，后经其前方转至外侧，上行穿腮腺至下颌颈处分为颞浅动脉和上颌动脉两个终支。

（1）甲状腺上动脉：自颈外动脉起始部的前方发出，向前下至甲状腺侧叶上端分支至甲状腺与喉。

（2）舌动脉：平舌骨大角水平发出经舌骨舌肌深面入舌至口底及腭扁桃体。

（3）面动脉：约平下颌角起始，向前经下颌下腺深面，于咬肌止点前缘绕过下颌骨下缘至面部，沿口角及鼻翼外侧，可以迂曲上行到内眦，易名内眦动脉。面动脉分支分布于下颌下腺、面部和腭扁桃体等。面动脉在咬肌前缘绕下颌骨下缘处位置表浅，在活体可摸到动脉搏动。当面部出血时，可在该处压迫止血。

（4）颞浅动脉：在外耳门前方上行，越颧弓根至颞部皮下，分支分布于腮腺和额、颞、顶部软组织。在活体外耳门前上方颧弓根部可摸到颞浅动脉搏动，可在此处进行压迫止血。

（5）上颌动脉：经下颌颈深面入颞下窝，在翼内、外肌之间向前内走行至翼腭窝。沿途分支至外耳道、鼓室、牙及牙龈、鼻腔、腭、咀嚼肌、硬脑膜等处。

（6）枕动脉：与面动脉的起点相对，在乳突根部的内侧后行至枕部。

（7）耳后动脉：自二腹肌后腹上缘的高度起始，在达乳突之前上升至耳郭的后方。

（8）咽升动脉：自颈外动脉起始端的内侧壁发出，沿咽侧壁上升达颅底，分支至咽、腭扁桃体等。

3. 颈内动脉 由颈总动脉发出后，垂直上升至颅底，经颈动脉管入颅腔，分支分布于视器和脑。

（三）上肢的动脉

（在尸体及游离上肢标本上观察）

1. 锁骨下动脉 锁骨下动脉从胸锁关节后方斜向外至颈根部，呈弓状经胸膜顶前方，穿斜角肌间隙，至第 1 肋外缘延续为腋动脉。上肢出血时，可于锁骨中点上方的锁骨上窝处向后下将该动脉压向第 1 肋进行止血。

（1）椎动脉：在前斜角肌内侧起始，向上穿第 6～1 颈椎横突孔，经枕骨大孔入颅腔，分支分布于脑和脊髓（详见中枢神经系统）。

（2）胸廓内动脉：在椎动脉起点的相对侧发出，向下入胸腔，沿第 1～6 肋软骨后面下降，分支分布于胸前壁、心包、膈和乳房等处。在第 6 肋间隙处发出两终支。①腹壁上动脉：穿膈进入腹直肌鞘，在腹直肌深面下行，分支营养该肌和腹膜。②肌膈动脉。

（3）甲状颈干：为一短干，在椎动脉外侧，前斜角肌内侧缘附近起始，迅即分为甲状腺下动脉、肩胛上动脉等数支，分布于甲状腺、咽和食管、喉和气管以及肩部肌、脊髓及其被膜等处。

（4）肋颈干：起自甲状颈干的外侧，至颈深肌和第 1、2 肋间隙后部。

2. 腋动脉 行于腋窝深部，至大圆肌下缘移行为肱动脉。其主要分支有：①胸上动脉，分布于第 1、2 肋间隙。②胸肩峰动脉，分为数支分布于三角肌、胸大肌、胸小肌和肩关节。③胸外侧动脉，分布到前锯肌、胸大肌、胸小肌和乳房。④肩胛下动脉，分为胸背动脉和旋肩胛动脉。前者至背阔肌和前锯肌；后者穿三边孔至冈下窝，营养附近诸肌，并与肩胛上动脉吻合。⑤旋肱后动脉：伴腋神经穿四边孔，绕肱骨外科颈至三角肌和肩关节等处。⑥旋肱前动脉，至肩关节及邻近肌。

3. 肱动脉 沿肱二头肌内侧下行至肘窝，平桡骨颈高度分为桡动脉和尺动脉。肱动脉最主要分支是肱深动脉。肱深动脉斜向后外方，伴桡神经绕桡神经沟下行，分支营养肱三头肌和肱骨，其终支参与肘关节网。

4. 桡动脉 先经肱桡肌与旋前圆肌之间，继而在肱桡肌腱与桡侧腕屈肌腱之间下行，绕桡骨茎突至手背，穿第 1 掌骨间隙到手掌，与尺动脉掌深支吻合构成掌深弓。桡动脉在行程中发出分支参与肘关节网和营养前臂肌。主要分支是：①掌浅支，与尺动脉末端吻合成掌浅弓。②拇主要动脉，分为 3 支，分布于拇指掌面两侧缘和示指桡侧缘。

5. 尺动脉 在尺侧腕屈肌与指浅屈肌之间下行，经豌豆骨桡侧至手掌，与桡动脉掌浅支吻合成掌浅弓。尺动脉在行程中发出分支至前臂尺侧诸肌和肘关节网。主要分支有：①骨间总动脉，分为骨间前动脉和骨间后动脉，分别沿前臂骨间膜前、后面下降，沿途分支至前臂肌和尺、桡骨。②掌深支，穿小鱼际至掌深部，与桡动脉末端吻合形成掌深弓。

6. 掌浅弓和掌深弓

（1）掌浅弓：由尺动脉末端与桡动脉掌浅支吻合而成。位于掌腱膜深面，从掌浅弓发出 3 条指掌侧总动脉和 1 条小指尺掌侧动脉。

（2）掌深弓：由桡动脉末端和尺动脉的掌深支吻合而成。位于屈指肌腱深面，由掌深弓发出 3 条掌心动脉。

（四）胸部的动脉

（在尸体上观察）

胸主动脉是胸部的动脉主干，其分支有壁支和脏支两种。壁支有肋间后动脉、肋下动脉和膈上动脉，分布于胸壁、腹壁上部、背部和脊髓等处。脏支包括支气管支、食管支和心包支，为分布于气管、支气管、食管和心包的一些细小分支。

（五）腹部的动脉

（在尸体上观察）

腹主动脉是腹部的动脉主干，其分支亦有壁支和脏支之分，但脏支远较壁支粗大。

1. 壁支 主要有腰动脉、膈下动脉、骶正中动脉等，分布于腹后壁、脊髓、膈下面、肾上腺和盆腔后壁等处。

2. 脏支 分成对脏支和不成对脏支两种。成对脏支有肾上腺中动脉、肾动脉、睾丸动脉（男性）或卵巢动脉（女性）；不成对脏支有腹腔干、肠系膜上动脉和肠系膜下动脉。

（1）肾动脉：起于腹主动脉，横行向外，经肾门入肾，在肾内再分为肾段动脉，至各肾段组织。肾动脉在入肾门之前发出肾上腺下动脉至肾上腺。

（2）睾丸动脉：细而长，在肾动脉起始处稍下方由腹主动脉前壁发出，沿腰大肌前面斜向外下方走行，穿入腹股沟管，参与精索组成，分布至睾丸和附睾，故又称精索内动脉。在女性则为卵巢动脉，经卵巢悬韧带下行入盆腔，分布于卵巢和输卵管壶腹。

（3）肾上腺中动脉：至肾上腺中部。

（4）腹腔干：粗短动脉干，在主动脉裂孔稍下方起自腹主动脉前壁，迅即分为胃左动脉、肝总动脉和脾动脉。

1）胃左动脉：向左上方行至胃贲门附近，沿胃小弯向右行于小网膜两层之间，沿途分支至食管腹段、贲门和胃小弯附近的胃壁。

2）肝总动脉：向右行至十二指肠上部的上缘进入肝十二指肠韧带，分为肝固有动脉和胃十二指肠动脉。肝固有动脉：行于肝十二指肠韧带内，分为左、右支，分别进入肝左、右叶。右支在入肝门之前发出一支胆囊动脉，分支分布于胆囊。肝固有动脉尚分出胃右动脉沿胃小弯向左，与胃左动脉吻合，沿途分支至十二指肠上部和胃小弯附近的胃壁。胃十二指肠动脉经十二指肠上部，胃幽门后方到下缘分为胃网膜右动脉和胰十二指肠上动脉。前者沿胃大弯向左，沿途分出胃支和网膜支至胃和大网膜，其终末支与胃网膜左动脉吻合；后者有前、后两支，分布到胰头和十二指肠。

3）脾动脉：沿胰上缘左行至脾门，分为数条脾支入脾。脾动脉在胰上缘走行中，发出多条较细小的胰支至胰体和胰尾；发出 1～2 支胃后动脉，分布于胃体后壁上部。脾动脉在脾门附近，发出 3～5 条胃短动脉至胃底；发出胃网膜左动脉沿胃大弯右行，沿途发出胃支和网膜支营养胃和大网膜，其终末支与胃网膜右动脉吻合成动脉弓。

（5）肠系膜上动脉：在腹腔干稍下方，约平第 1 腰椎高度起自腹主动脉前壁，经胰头与胰体交界处后方下行，越过十二指肠水平部前面进入肠系膜根，向右髂窝方向走行。

1）胰十二指肠下动脉：行于胰头与十二指肠之间，分支营养胰和十二指肠。

2）空肠动脉和回肠动脉：13～18 支，由肠系膜上动脉左侧壁发出，行于肠系膜内，分布于空肠和回肠。

3）回结肠动脉：斜向右下至盲肠附近分数支营养回肠末端、盲肠、阑尾和升结肠。至阑尾的分支称阑尾动脉，经回肠末端的后方进入阑尾系膜，分支营养阑尾。

4）右结肠动脉：向右行，分升、降支与中结肠动脉和回结肠动脉吻合，分支至升结肠。

5）中结肠动脉：在胰下缘附近起于肠系膜上动脉，向前并稍偏右侧进入横结肠系膜，分为左、右支，分别与左、右结肠动脉吻合，分支营养横结肠。

（6）肠系膜下动脉：约平第 3 腰椎高度起于腹主动脉前壁，在腹后壁腹膜后面向左下走行，分支分布于降结肠、乙状结肠和直肠上部。

1）左结肠动脉：横行向左，至降结肠附近分升、降支，分别与中结肠动脉和乙状结肠动脉吻合，分支分布于降结肠。

2）乙状结肠动脉：2～3 支，斜向左下方进入乙状结肠系膜内，分支营养乙状结肠。

3）直肠上动脉：为肠系膜下动脉的直接延续，至第 3 骶椎处分为 2 支，沿直肠两侧分布于直肠上部。

（六）盆会阴部的动脉

（在尸体及盆腔标本和模型上观察）

1. 髂总动脉　由腹主动脉分出后，沿腰大肌内侧下至骶髂关节处分为髂内动脉和髂外动脉。

2. 髂内动脉　是盆部的动脉主干，为一短干，沿盆腔侧壁下行，发出壁支和脏支。

（1）壁支

1）闭孔动脉：沿骨盆侧壁行向前下，穿闭膜管至大腿内侧，分支至大腿内侧群肌和髋关节。

2）臀上动脉和臀下动脉：分别经梨状肌上、下孔穿出至臀部，分支营养臀肌和髋关节等。

此外，髂内动脉还发出髂腰动脉和骶外侧动脉，分布于髂腰肌、盆腔后壁及骶管内结构。

（2）脏支

1）脐动脉：是胎儿时期的动脉干，出生后其远侧段闭锁形成脐内侧韧带，近侧段管腔未闭，与髂内动脉起始段相连，发出 2～3 支膀胱上动脉，分布于膀胱中、上部。

2）阴部内动脉：在臀下动脉前方下行，穿梨状肌下孔出盆腔，继经坐骨小孔至坐骨肛门窝，分布于肛门、会阴部和外生殖器。

3）直肠下动脉：分布于直肠下部。

4）膀胱下动脉：分布于膀胱底、精囊腺和前列腺。

5）子宫动脉：沿盆腔侧壁下行，在子宫颈外侧约 2cm 处从输尿管前上方跨过，再沿子宫侧缘迂曲上升至子宫底。子宫动脉分支营养子宫、阴道、输卵管和卵巢，并与卵巢动脉吻合。

3. 髂外动脉　沿腰大肌内侧缘下降，经腹股沟韧带中点深面至股前部，移行为股动脉。髂外动脉在腹股沟韧带稍上方发出腹壁下动脉，进入腹直肌鞘，分布到腹直肌并与腹壁上动脉吻合。

（七）下肢的动脉

（在尸体及游离下肢上观察）

1. 股动脉　在股三角内下行，经收肌管，出收肌腱裂孔至腘窝，移行为腘动脉。在腹股沟韧带稍下方，股动脉位置表浅，活体上可摸及其搏动，当下肢出血时，可在该处将股动脉压向耻骨下支进行压迫止血。股动脉的主要分支为股深动脉，在腹股沟韧带下方 2～5cm 处起于股动脉，经股动脉后方向后内下方，发出旋股内侧动脉至大腿内侧群肌；旋股外侧动脉至大腿前群肌；穿动脉（3～4 支）至大腿后群肌、内侧群肌和股骨。

此外，由股动脉发出的腹壁浅动脉和旋髂浅动脉，分别至腹前壁下部和髂前上棘附近的皮肤及浅筋膜。

2. 腘动脉 在腘窝深部下行，至腘肌下缘，分为胫前动脉和胫后动脉。

3. 胫后动脉 沿小腿后面浅、深屈肌之间下行，经内踝后方转至足底，分为足底内侧动脉和足底外侧动脉两终支。

（1）腓动脉：起于胫后动脉上部，沿腓骨内侧下行，分支营养邻近诸肌和胫、腓骨。

（2）足底内侧动脉：沿足底内侧前行，分布于足底内侧。

（3）足底外侧动脉：在足底，向外侧斜行至第 5 跖骨底处，转向内侧至第 1 跖骨间隙，与足背动脉的足底深支吻合，形成足底深弓。

4. 胫前动脉 由腘动脉发出后，穿小腿骨间膜至小腿前面，在小腿前群肌之间下行，至踝关节前方移行为足背动脉。胫前动脉沿途分支至小腿前群肌，并分支参与膝关节网。

5. 足背动脉 是胫前动脉的直接延续，经踇长伸肌腱和趾长伸肌腱之间前行，至第 1 跖骨间隙近侧，分为第 1 跖背动脉和足底深支两终支。

全身动脉的体表投影、压迫止血部位与止血范围见表 8-1。

表 8-1 全身动脉的体表投影、压迫止血部位与止血范围

动脉名称	体表投影	压迫止血部位	止血范围
锁骨下动脉	自胸锁关节至锁骨中点划一凸向上的线，最凸处在锁骨上方 1.5cm 处	于锁骨中点后方向下压，将动脉压在第 1 肋上	整个上肢
颈总动脉和颈外动脉	自胸锁关节至耳屏稍前下方作一连线，甲状软骨上缘以上为颈外动脉，以下为颈总动脉	在环状软骨弓的侧方，可摸到颈总动脉搏动，将动脉压向后内方的第 6 颈椎的颈动脉结节	头面部
面动脉	下颌骨下缘与咬肌前缘交汇处至内眦作一连线	在下颌骨下缘与咬肌前缘交汇处，将面动脉压向下颌骨	面颊部
颞浅动脉	其根部位于外耳门前方，向上分为两大分支	在外耳门前方可摸到动脉搏动，将其压向颧弓	头前外侧部
肱动脉	上肢外展 90°，自锁骨中点至肘窝中点稍下方作一连线，腋后皱襞以下为肱动脉	在肱二头肌内侧沟的中份，将动脉压向肱骨。用止血带止血时，应避开中份，以免伤及桡神经	压迫点以下的整个上肢
桡动脉	自肘窝中点稍下至桡骨茎突的连线	在桡骨茎突与肱桡肌腱的内侧	部分手部
尺动脉	自肘窝中点稍下至豌豆骨桡侧缘的连线	在腕部，于尺侧腕屈肌的外侧向其深部压迫	部分手部
股动脉	大腿外展外旋，自腹股沟韧带中点至收肌结节作一连线，此线的上 2/3 为股动脉	在腹股沟韧带中点稍下方处将股动脉压向耻骨上支	下肢大部
腘动脉	大腿外展外旋，自大腿内侧中、下 1/3 交界处至腘窝中点的连线	腘窝加垫，屈膝包扎	小腿和足部
胫前动脉和足背动脉	胫骨粗隆与腓骨小头连线中点至足背内、外踝前方连线的中点为胫前动脉；自足背内、外踝前方连线的中点至第 1、2 跖趾关节间的连线为足背动脉	于内、外踝经踝关节前方连线中点向深部压迫足背动脉	部分足部

【案例分析】

患者男，53 岁。因弥漫性动脉粥样硬化，主动脉瓣病变及心力衰竭而入院。住院期间突然出现左前臂剧痛和部分瘫痪约 1 小时。查体：左前臂苍白而冷，肘以下运动功能和感觉功能丧失，掌及手指呈收缩状态，桡、尺动脉搏动消失。

问题思考：

1. 该病例诊断是什么？

2. 试用解剖学知识解释患者的症状。

解剖学解析：

该病例涉及以下解剖学知识点：体循环的动脉；主动脉的行程、分部；桡、尺动脉的搏动点。

1. 诊断为：肱动脉栓塞。

2. 根据患者病情，考虑心房内脱落的凝血块到达左心室，然后经主动脉到头臂干，再经左锁骨下动脉至腋动脉，最终停留于肱动脉；肱动脉血流受阻由此引起其供血的神经、肌肉得不到充足的血液而导致肌运动麻痹、感觉障碍；桡、尺动脉皆为肱动脉分支，搏动自然消失。

【复习思考题】

名词解释：动脉韧带、颈动脉窦、颈动脉小球、掌深弓、掌浅弓。

问答题：

1. 进入颅腔的动脉有哪些？它们分别起自何动脉？经什么部位入颅？

2. 供应胃的动脉有哪些？它们分别起于什么动脉？

3. 全身有哪些动脉在体表可摸到其搏动？如何确定各自的摸脉部位？

（蒋彦军）

第三节　静　　脉

【实验目的】

掌握内容：肺静脉的行程和注入部位；上腔静脉、头臂静脉、颈内静脉、锁骨下静脉、腋静脉的组成、起止和行程；头静脉、贵要静脉、肘正中静脉、颈外静脉的起止、行程及注入部位；下腔静脉、髂总静脉、髂内静脉、髂外静脉、股静脉和腘静脉的起止与行程；大隐静脉、小隐静脉的起止、行程及注入部位；肝门静脉的组成、行程、属支、结构特点及其与上、下腔静脉系的交通吻合部位。

熟悉内容：面静脉与翼丛、海绵窦的交通及临床意义；奇静脉的起止、行程；下腔静脉脏支的起止和行程。

了解内容：半奇静脉、副半奇静脉的起止和行程。

重点内容：上腔静脉、下腔静脉的组成及收纳范围；头静脉、贵要静脉、大隐静脉、小隐静脉的起止、行程及注入部位；肝门静脉的组成、行程、属支、结构特点及其与上、下腔静脉系的交通吻合部位。

难点内容： 肝门静脉的组成、行程、属支、结构特点及其与上、下腔静脉系的交通吻合部位。

重点观察结构： 肺静脉、头静脉、贵要静脉、肘正中静脉、颈外静脉、颈内静脉、面静脉、腋静脉、锁骨下静脉、头臂静脉、上腔静脉、奇静脉、肋间后静脉、下腔静脉、肾静脉、髂总静脉、髂外静脉、髂内静脉、股静脉、腘静脉、大隐静脉、小隐静脉、肝门静脉及其 7 条属支。

【实验材料】

1. 医学虚拟仿真实验教学中心——数字人解剖系统。

2. 标本：成人大体标本，游离心脏、游离肺、游离肝脏，盆腔正中矢状切标本，上、下肢浅表静脉瓶装标本，门静脉瓶装标本，奇静脉、半奇静脉瓶装标本，头颈部静脉瓶装标本。

3. 模型：门-腔静脉吻合模型。

4. 活体：自身上肢表浅静脉中的头静脉、贵要静脉、肘正中静脉、前臂正中静脉、手背静脉网等。

【实验内容】

一、肺循环静脉

先在游离心脏标本上观察 4 根肺静脉断端，即左肺上静脉、左肺下静脉、右肺上静脉、右肺下静脉。然后在游离的左、右肺标本的肺门处寻找以上 4 根肺静脉断端。4 条静脉均较短，引流肺内动脉血到左心房。

二、体循环静脉

体循环静脉包括 3 个静脉系，即上腔静脉系、下腔静脉系（含肝门静脉系）和心静脉系。心静脉系在心脏已经学习，因此本次课不做观察学习要求。

（一）上腔静脉系

（在尸体和模型并结合虚拟数字人解剖系统观察）

1. 头颈部静脉 浅静脉包括面静脉、颞浅静脉、颈前静脉和颈外静脉。深静脉包括颅内静脉、颈内静脉和锁骨下静脉。

（1）面静脉：（在瓶装标本内观察）面静脉，起自内眦静脉，在面动脉的后方下行，在下颌角下方跨过颈内、外动脉的表面，下行至舌骨大角附近注入颈内静脉。

颈前静脉：（在瓶装标本内观察）颈前静脉起自颏下方的浅静脉，沿颈前正中线下行，注入颈外静脉或锁骨下静脉。

（2）颈外静脉：（在尸体标本颈前外侧部观察）颈外静脉沿胸锁乳突肌表面下行，在锁骨上方穿深筋膜，注入锁骨下静脉。

（3）颈内静脉：（在尸体标本颈前外侧部观察）颈内静脉在颈动脉鞘内沿颈内动脉和颈总动脉外侧下行，至胸锁关节后方与锁骨下静脉汇合成头臂静脉。

（4）锁骨下静脉：（在尸体标本颈根部观察）锁骨下静脉在第 1 肋外侧缘续于腋静脉，向内行于腋动脉前下方，至胸锁关节后方与颈内静脉汇合成头臂静脉。两静脉汇合部为静脉角，是淋巴导管的注入部位。

2. 上肢的静脉 分为上肢浅静脉和上肢深静脉。

上肢浅静脉包括手背静脉网、头静脉、贵要静脉、肘正中静脉、前臂正中静脉。活体上用橡皮筋勒住臂部，稍后观察充盈的手背静脉网、头静脉、贵要静脉、肘正中静脉、前臂正中静脉，观察完毕后解除橡皮筋，恢复静脉血流。

（1）头静脉：起自手背静脉网的桡侧，沿上肢外侧上行，在三角胸肌间沟内上行，注入腋静脉或锁骨下静脉。

（2）贵要静脉：起自手背静脉网的尺侧，沿上肢内侧上行，注入肱静脉或腋静脉。

（3）肘正中静脉：在肘窝处连接头静脉和贵要静脉。

（4）前臂正中静脉：起自手掌静脉丛，沿前臂前面上行，注入肘正中静脉。

上肢深静脉：与同名动脉伴行，多为两条。

3. 胸部静脉 主要有头臂静脉、上腔静脉、奇静脉及其属支。

（1）头臂静脉：在尸体标本上观察头臂静脉由一侧的锁骨下静脉和颈内静脉在胸锁关节后方汇合形成。

（2）上腔静脉：在尸体标本上观察上腔静脉由左、右头臂静脉在右侧第 1 胸肋结合处的后方汇合而成，垂直下行于右侧第 3 胸肋关节下缘，注入右心房，汇入之前有奇静脉加入。

（3）奇静脉：在尸体标本上观察奇静脉自右膈脚处起自右腰升静脉，入胸腔在食管后方和胸主动脉右侧上行，至第 4 胸椎高度，经肺根上方注入上腔静脉。沿途收集右肋间后静脉、食管静脉、支气管静脉和半奇静脉的血液。

（二）下腔静脉系

由下腔静脉及其属支组成，收集下肢、盆部及腹部等处的静脉血。

1. 下肢静脉 浅静脉包括小隐静脉、大隐静脉；深静脉与同名动脉伴行，且多为两条。

（1）小隐静脉：（在尸体标本上观察）小隐静脉起自足背静脉弓的外侧端，经外踝后方沿小腿后面上行至腘窝，注入腘静脉。

（2）大隐静脉：（在尸体标本上观察）是全身最长的静脉。大隐静脉起自足背静脉弓的内侧端，经内踝前方沿下肢内侧上行，注入股静脉。寻认大隐静脉 5 条属支，即股内侧浅静脉、股外侧浅静脉、阴部外静脉、腹壁浅静脉和旋髂浅静脉。

2. 腹盆部静脉

（1）髂外静脉：在尸体标本及盆腔正中矢状切标本上观察髂外静脉伴髂外动脉，是股静脉的延续。

（2）髂内静脉：在尸体标本及盆腔正中矢状切标本上观察髂内静脉位于盆腔内，伴髂内动脉。收集盆腔内器官和盆壁的静脉血。属支：臀上、下静脉，直肠下静脉，子宫静脉等。

（3）髂总静脉：在尸体标本上观察髂总静脉由髂内静脉和髂外静脉汇合形成。

（4）下腔静脉：在尸体标本上观察下腔静脉由左、右髂总静脉在第 4 或第 5 腰椎体右前方汇合形成。沿脊柱右前方上行，穿膈的腔静脉孔入胸腔注入右心房。收集下肢、腹、盆腔器官的静脉血。属支：膈下静脉、腰静脉、睾丸静脉（卵巢静脉）、肾静脉、肾上腺静脉、肝静脉。

3. 肝门静脉系 收集腹腔大部分不成对器官（食管～直肠，胰、脾、胆囊）的静脉血入肝。在游离肝标本及尸体标本上观察肝门静脉的位置、形态。肝门静脉长 6～8cm，由肠系膜上静脉和脾静脉在胰头后方汇合形成，行于肝十二指肠韧带内，经肝门入肝。在大体标本上观察肝门静脉 7 条主要属支：肠系膜上静脉、脾静脉、肠系膜下静脉、胃左静脉、胃右静脉、胆囊静脉、附脐静脉。以上静脉多与同名动脉伴行。通过门-腔静脉吻合模型观察肝门静脉系通过食管静脉丛、直肠静脉丛、脐周静脉网与上、下静脉系之间的吻合及交通途径。

【案例分析】

患者，男，54 岁。因严重上腹痛及呕血入院。患者曾发生过呕血、便血等情况。有长期大量饮酒史。

体格检查：患者血压低，心率快。皮肤、结膜微黄。腹部肿大、下垂。腹部触诊发现肝脾大，叩诊有移动性浊音。脐周静脉曲张。直肠检查见出血。呕吐物中的血呈鲜红色。

诊断：酒精性肝硬化，并发上消化道出血。

问题思考：

肝硬化后为什么会出现脐周静脉曲张、便血、呕血等症状？

解剖学解析：

正常情况下，肝门静脉的血液经过肝血窦与肝静脉交通，血液汇入下腔静脉中。当肝门静脉回流受阻时（如肝硬化、肿瘤等），血液不能畅流入肝，肝门静脉系的血液通过脐周静脉网、直肠静脉丛和食管静脉丛建立侧支循环使血液回流到上腔静脉或下腔静脉中。随着血流量的增多，上述 3 个吻合部位血管变得粗大弯曲，于是就会出现脐周静脉曲张。当直肠静脉丛或食管静脉丛发生破裂时就会发生便血、呕血等症状。

【复习思考题】

名词解释： 静脉角 肝门静脉 危险三角 静脉瓣

问答题：

1. 从手背静脉网的桡侧输入药物，经过哪些途径才能到达胆囊？

2. 口服小檗碱使尿液变黄，试问药物是经过哪些途径排出体外的？

3. 试述大隐静脉的起始、行程、属支及注入部位。

第四节 淋巴系统

【实验目的】

掌握内容： 胸导管的起始、行程、注入部位及其收集范围；脾的位置、形态。

熟悉内容： 淋巴结的形态、构造；右淋巴导管的组成、行程、注入部位及其收集范围；全身各部位的淋巴结。

了解内容： 淋巴管道的区分，毛细淋巴管、淋巴管、淋巴干的形态和结构特点；胸腺的位置、形态及功能。

重点内容： 胸导管的起始、行程、注入部位及其收集范围；全身重要淋巴结的位置和引流范围；脾的位置、形态。

难点内容：胸导管的起始、行程、注入部位及其收集范围；全身重要淋巴结的位置和引流范围。

重点观察结构：颈部浅淋巴结、腋窝浅淋巴结、肘窝浅淋巴结、腹股沟浅淋巴结、腘窝浅淋巴结、胃周围淋巴结、肝周围淋巴结、肠系膜淋巴结群、胸导管、脾。

【实验材料】

1. 医学虚拟仿真实验教学中心——数字人解剖系统。

2. 标本：成人尸体标本，小儿尸体标本（示头颈、上、下肢局部淋巴结），游离脾标本。

3. 模型：淋巴系统模型。

4. 活体：颈部淋巴结触摸。

【实验内容】

淋巴系统是脉管系统的重要组成部分，由各级淋巴管道、淋巴器官和散在的淋巴组织构成。

一、淋巴管道

（在淋巴系统模型、数字人解剖系统和成人尸体标本上观察）

淋巴管道可分为毛细淋巴管、淋巴管、淋巴干和淋巴导管4级。毛细淋巴管以盲端起始，汇入淋巴管。淋巴管分为浅淋巴管和深淋巴管两类。淋巴管经过淋巴结中继后汇合成为淋巴干。淋巴干共9条，即左、右颈干，左、右锁骨下干，左、右支气管纵隔干，左、右腰干及单一的肠干。淋巴干汇合成淋巴导管，淋巴导管有左淋巴导管（胸导管）和右淋巴导管两条。分别注入左、右静脉角。

1. 胸导管　胸导管起始于第1腰椎前方的乳糜池，乳糜池由左、右腰干和肠干汇合而成。胸导管自乳糜池上行，经膈的主动脉裂孔入胸腔，沿脊柱前方、胸主动脉与奇静脉之间上行，至第5胸椎高度逐渐偏向左侧，沿脊柱左侧缘继续上行，出胸廓上口达颈根部，然后弯向前内下方注入左静脉角。在注入静脉角前，胸导管接收左颈干、左锁骨下干和左支气管纵隔干的淋巴。收纳范围：胸导管通过6条淋巴干和某些散在的淋巴管，收集了下半身和上半身左侧半（全身3/4部位）的淋巴。

2. 右淋巴导管　右淋巴导管为一短干，开口于右静脉角。收纳范围：右颈干、右锁骨下干和右支气管纵隔干的淋巴。

二、淋巴组织

（在淋巴系统模型、数字人解剖系统和成人尸体标本上观察）

淋巴组织分为弥散淋巴组织和淋巴小结，起着防御屏障的作用。因组织结构微小，肉眼不易观察，在实验课内不做要求。

三、淋巴器官

淋巴器官包括淋巴结、脾、胸腺、扁桃体。

1. 淋巴结　是位于淋巴管向心行程中的淋巴器官，为灰红色的圆形或椭圆形小体，直径 5～20mm，一侧凸隆，一侧凹陷，输入淋巴管从凸侧进入，输出淋巴管从凹侧发出，一个淋巴结的输出淋巴管可成为另一淋巴结的输入淋巴管。在小儿大体标本上观察颈部淋巴结、腋窝淋巴结、肘窝淋巴结、腹股沟淋巴结、腘窝淋巴结。在成人大体标本上观察胸腔淋巴结、腹腔淋巴结、盆腔淋巴结。

2. 胸腺 胸腺是一个淋巴器官，培育、选择和向周围淋巴器官（淋巴结、脾、和扁桃体）和淋巴组织（淋巴小结）输送 T 淋巴细胞。

3. 脾 脾位于左季肋区，为暗红色，略呈椭圆形，可分膈、脏两面，前、后两端，上、下两缘。上缘有脾切迹，正常时左肋弓下不触及，肿大时可左肋弓下触及其上缘。脾肿大时，脾切迹上触诊脾的标志。

【案例分析】

某胃癌患者，经过一段时间后在胸锁乳突肌后缘与锁骨上缘形成的夹角处发现肿大的淋巴结。问题思考：试分析淋巴结的转移途径。

解剖学解析：

锁骨上淋巴结群中的左侧斜角肌淋巴结称为 Virchow 淋巴结，该淋巴结是以德国著名病理学家 Rudolf Virchow（1821—1902）命名的淋巴结，位于左锁骨上窝的淋巴结，接受来自腹腔的淋巴管。因此处是胸导管进颈静脉的入口。当患者的胸（食管癌）、腹（胃癌），甚至盆部的肿瘤（直肠癌），尤其是食管腹段癌和胃癌时，癌细胞可经肠干至胸导管、左颈淋巴干逆流至左锁骨上淋巴结，故常发生左锁骨上淋巴结转移，常可在胸锁乳突肌后缘与锁骨上缘形成的夹角处触摸到肿大、质硬的淋巴结。一般来说这个部位的淋巴结转移是胃癌的晚期症状之一。

【复习思考题】

名词解释：乳糜池 脾切迹 局部淋巴结

问答题：

1. 请描述胸导管起止、行程及淋巴的收纳情况。

2. 右淋巴导管收集身体哪些部位的淋巴？

3. 试述脾的形态、位置和功能。

（许家洲）

第九章 内分泌系统

【实验目的】

掌握内容：内分泌系统的概念；垂体、甲状腺、甲状旁腺、肾上腺、松果体的形态和位置。

熟悉内容：胸腺的位置、形态及功能。

了解内容：内分泌腺的组成、结构特点及功能。

重点内容：垂体、甲状腺、甲状旁腺、肾上腺、松果体的形态和位置。

难点内容：各内分泌腺的组成、结构特点及功能。

重点观察结构：垂体、松果体，甲状腺、胸腺、肾上腺、睾丸、卵巢。

【实验材料】

1. 医学虚拟仿真实验教学中心——数字人解剖系统。

2. 实物标本：男性尸体（示睾丸），儿童尸体（示胸腺）；瓶装标本：垂体、松果体的标本，腹后壁标本（示肾上腺），女性内生殖器（示卵巢）。

3. 模型：甲状腺、甲状旁腺、肾上腺。

【实验内容】

（在成人尸体、瓶装标本、模型和数字人解剖系统观察内分泌器官）

1. 甲状腺 利用打开颈部前面的标本及相应模型观察，甲状腺位于喉及气管上部的前面和两侧，它可分为两侧叶及一峡，每个侧叶的上端约平甲状软骨的中部，下端可达第 5 或第 6 气管环的水平。两侧叶中间借一横形部分相连，此部名峡。有时有第三叶，即锥体叶，它由侧叶与峡相邻近的部分向上伸出，可上延至舌骨水平。侧叶的后面与颈动脉鞘相贴。

甲状腺的表面有结缔组织所形成的囊，为甲状腺假被囊。此被囊属于颈筋膜，其内还有一层薄的甲状腺被囊，即甲状腺固有被膜。该膜除将甲状腺包裹外，并有纤维膜片向腺质内延伸，将甲状腺分为许多小叶（见组织学）。神经血管即通过此两层膜（甲状腺假被囊和固有被膜）之间，然后再进入腺内供应腺体。

2. 甲状旁腺 甲状旁腺通常有两对，位于甲状腺侧叶的后面，其形状大小不定，或为圆形或为长形小体。腺组织表面光滑，呈红褐色，腺质之外包有结缔组织囊。

3. 胸腺 观察打开胸前壁的儿童标本，在胸骨柄的后方，上纵隔的前方，心包的上方及出入心的大血管的前部的胸腺。胸腺分左右两叶，左、右叶通常不对称。其形状变化颇大，在儿童特别发达，随着年龄的增长而萎缩。

4. 肾上腺 模型上观察肾上腺贴附于肾的上极，但在构造和功能上与肾并无相同之处。右肾上腺近似三角形，左肾上腺呈半月形。后面贴附膈的腰部，底面贴于肾的上极。肾上腺埋藏在结缔组织内，并与肾一同包于肾筋膜及脂肪囊内。

肾上腺的组织可分为在外的皮质与在内的髓质两部分。

5. 垂体　观察头部正中矢状切面标本可见垂体为圆形或椭圆形小体，借漏斗而连于下丘脑，它位于蝶骨的垂体窝内。可分为腺垂体和神经垂体两部分。

6. 松果体　观察头部正中矢状切面标本可见松果体乃位于上丘脑的小体，它连于第三脑室顶和中脑交接处。其基底有浅的隐窝，称松果体隐窝。

7. 性腺在成人尸体和男、女性生殖系统瓶装标本观察男性的睾丸和女性的卵巢。

8. 胰岛及其他内分泌组织，详见组织学及生理学。

【案例分析】

患者，李某，男，60 岁。半年前无明显诱因出现头晕，同时发现手指、脚趾变得粗壮，无恶心呕吐，无发冷发热，无肢体抽搐，无视力障碍等出现，当时未重视。1 个月前出现左眼视物模糊，有症状逐渐加重迹象。入院头颅 CT 示鞍区占位。

临床诊断：垂体瘤。

问题思考：

1. 垂体的位置和毗邻是什么？

2. 解释患者上述症状的解剖学基础。

解剖学解析：

1. 垂体位置：颅底蝶骨的垂体窝内。毗邻：前方是视交叉，下方是蝶窦。

2. 患者半年前手指、脚趾变粗，可考虑肢端肥大症，1 个月前出现左眼视物模糊，头颅 CT 示鞍区占位，可考虑视神经压迫症，结合患者症状及解剖学基础，应考虑可能因素垂体瘤。脑垂体其病理变化可引起以下反应：

（1）激素分泌异常症群：激素分泌过多症群，如生长激素过多引起肢端肥大症；激素分泌过少症群。当无功能肿瘤增大，正常垂体组织遭受破坏时，因促性腺激素分泌减少而闭经。不育或阳痿常最早发生且多见。

（2）肿瘤压迫垂体周围组织的症群

1）神经纤维刺激征：呈持续性头痛。

2）视神经、视交叉及视神经束压迫症：患者出现视力减退、视野缺损和眼底改变；其他压迫症群。

（3）垂体卒中。

【复习思考题】

名词解释：内分泌腺　甲状腺峡　垂体前叶

问答题：

1. 内分泌腺具有哪些结构特点？

2. 内分泌腺包括哪些器官和组织？

（孔　毅）

第十章 感 觉 器

第一节 视 器

【实验目的】

掌握内容：眼球壁分层、各层结构和功能；眼球内容物组成、形态及功能；眼房的位置；眼的折光装置；房水产生部位与循环途径；泪器的组成、泪液产生与排出；眼球外肌名称、位置和作用。

熟悉内容：眼睑、结膜的形态和构造；视网膜中央动脉的走行及分布。

了解内容：眼球的外形；眶脂体和眶筋膜的构成；眼的血管和神经。

重点内容：眼球壁层次结构；眼球内容物组成、房水循环；眼的折光装置；泪器的组成、泪液产生与排出；眼球外肌名称和作用。

难点内容：眼球外肌名称和作用；视力的调节。

重点观察结构：眼球的三层被膜；晶状体、玻璃体；视神经盘、黄斑、泪小点、泪小管、泪囊、眼外肌。

【实验材料】

1. 医学虚拟仿真实验教学中心——数字人解剖系统。

2. 标本：完整及切开牛眼、人眼标本、牛眼瓶装标本、眼球瓶装标本、眼外肌瓶装标本、睑板瓶装标本、泪器瓶装标本；颅的矢状切标本。

3. 模型：眼球模型。

【实验内容】

一、眼球

眼球包括眼球壁和眼的内容物

（一）眼球壁

通过眼球的模型和牛眼瓶装标本，并结合自身活体观察学习。

- 眼球
  - 眼球壁
    - 纤维膜（外膜）
      - 角膜
      - 巩膜
    - 血管膜（中膜）
      - 虹膜
      - 睫状体
      - 脉络膜
    - 视网膜（内膜）
  - 内容物
    - 房水
    - 晶状体
    - 玻璃体

眼球壁从外向内包括三层被摸，即外膜（纤维膜）、中膜（血管膜）和内膜（视网膜）

1. 外膜

（1）角膜：占据眼球纤维膜的前 1/6，无色透明，富有弹性，无血管但富有感觉神经末梢。角膜曲度较大，外凸内凹，具有屈光作用。

（2）巩膜：占眼球纤维膜的后 5/6，乳白色不透明，厚而坚韧。在靠近角膜缘处的巩膜实质内，有环形的巩膜静脉窦，是房水的流出通道。巩膜前部露出与眼裂的部分，正常呈乳白色，黄色常是黄疸的重要体征；老年人的巩膜因脂肪沉积略呈黄色；先天性薄巩膜呈蔚蓝色。

2. 中膜

（1）虹膜：通过眼球的模型、牛眼矢状切标本、眼与牛眼瓶装标本学习。虹膜呈圆盘形，中央为瞳孔，其内有瞳孔括约肌与瞳孔开大肌。瞳孔直径 2～4mm。临床上观察瞳孔变化是临床工作中的一项必不可少的重要观察指标，有助于对昏迷、惊厥、休克、中毒、呼吸衰竭、循环衰竭及中枢神经系统疾患者的病情判断和对颅内病灶的定位、定性、诊断、治疗及护理有着极其重要的意义。①观察瞳孔对光反射。分开上、下眼睑，用手电筒光直接照射瞳孔。正常人当光线照射瞳孔时，瞳孔立即缩小，移去光线后恢复原状。重危或昏迷病人，对光反应迟钝或消失。②观察瞳孔大小。正常瞳孔直径在一般光线下约为 3mm，双侧对称，随光线的强弱而缩小和扩大。病理情况时，双侧瞳孔扩大，常见于颅内压增高、颠痂类药物中毒；双侧瞳孔缩小，常见于有机磷、吗啡、氯丙嗪等药物中毒；双侧瞳孔大小不等，提示有颅内病变。③病人死后瞳孔散大、固定，是判断确认死亡的一个重要标志。瞳孔散大、固定是指瞳孔直径大于 5mm 以上，用手电筒照射眼球，瞳孔大小不会发生变化（生前检查时，瞳孔将缩小）。

（2）睫状体：是血管中部最肥厚的部分，位于巩膜与角膜移行部的内面。后部平坦，为睫状环，前部有向内突出呈放射状排列的皱襞，称睫状突，后者发出睫状小带与晶状体相连。在眼球水平切面上，睫状体呈三角形。睫状体内含有睫状肌，由副交感神经支配。睫状体有调节晶状体曲度和生产房水的作用。

（3）脉络膜：中膜的后 2/3，含血管和色素。外面与巩膜疏松相连，内面紧贴视网膜的色素层，后方有视神经通过。脉络膜可营养眼球和吸收分散光线。

3. 视网膜 位于血管膜的内面，自前向后分为三部分，即视网膜虹膜部、睫状体部和脉络膜部。虹膜部和睫状体部薄而无感光作用，称为视网膜盲部。脉络膜部称为视部，视部后部最厚，在视神经的起始处有一境界清楚略呈椭圆形的盘状结构，称视神经盘，又称视神经乳头。视神经盘中央凹陷，称视盘陷凹，无感光细胞，称生理性盲点。在视神经的颞侧稍偏下方约 3、5mm 处，有一密集的视锥细胞构成的黄色小区，称黄斑，黄斑中央凹陷称中央凹，此区无血管，为感光最敏锐部位。

（二）眼的内容物

包括房水、晶状体和玻璃体

1. 房水 为无色透明的液体，充填于眼内房（眼房：位于角膜与晶状体之间的间隙，借瞳孔分为眼前房和眼后房）。

房水产生及循环途径：睫状体产生→眼后房→瞳孔→眼前房→虹膜角膜角→巩膜静脉窦→睫前静脉→眼静脉

功能：营养角膜和晶状体；折光、维持眼内压。病理情况下房水代谢紊乱或循环不畅可造成眼内压增高，临床上称为继发性青光眼。

2. 晶状体 虹膜与玻璃体之间

形态：双凸镜状，无色透明 { 晶状体囊 / 晶状体皮质 / 晶状体核 } 借睫状小带系于睫状体

晶状体因疾病或创伤变浑浊，称为白内障。临床上，糖尿病病人常并发白内障及视网膜病变。

3. 玻璃体 无色透明的胶状物质，充填于晶状体与视网膜之间，约占眼球内腔的后4/5，玻璃体的前面呈凹面状，称玻璃体凹，玻璃体的其他部分对视网膜起支撑作用。

附：眼的屈光装置：包括角膜、房水、晶状体和玻璃体

二、眼副器

（一）眼副器的组成

通过眼的瓶装标本与自己的眼睛学习。眼副器包括眼睑、结膜、泪器、眼外肌、眶脂体和眶筋膜等结构，有保护、运动和支持眼球的作用。

1. 眼睑 位于眼球前方，分为上睑和下睑，二者之间的裂隙称睑裂，睑裂的内外侧端分别称为内眦和外眦。内眦呈钝圆形，附近有一微陷的空间，叫作泪湖，泪湖底上的隆起称泪阜。上、下睑的内侧端 各有一小突起，突起的顶部有一小孔，叫泪点，是泪小管的开始处。

上、下睑都有前、后两面。前面为皮肤，后面为结膜。二者之间有皮下组织，肌层和睑板。前后两面移行部叫睑缘。睑缘有睫毛约 2、3 行，上下睫毛均弯曲向前，故闭眼时并不妨碍睑裂的关闭。睫毛有防止灰尘进入眼内和减弱强光照射的作用。睫毛根部有睫毛腺，此腺的急性炎症即称麦粒肿。眼睑的皮肤细薄，皮下组织疏松，故可因积水或出血而肿胀。肌层主要是眼轮匝肌的睑部，该肌收缩时睑裂关闭。

睑板：由致密结缔组织构成，呈半月形。睑板内有许多睑板腺，与睑缘成垂直排列，并开口于睑缘。睑板腺分泌油样液体，有润滑睑缘防止泪液外溢的作用。睑板腺被阻塞时，形成睑板腺囊肿，亦称霰粒肿。

2. 结膜 是一层薄而透明、富含血管的黏膜，覆盖在眼球前面及眼睑内面。按所在部位分 3 部：

（1）睑结膜：衬覆于上、下睑的内面，于睑板结合紧密。在睑结膜的内面，可透视深层的小血管和睑板腺。

（2）球结膜：覆盖于眼球前面，于近角膜缘处移行为角膜上皮。

（3）结膜穹隆：为睑结膜与球结膜的移行处，分为结膜上穹和结膜下穹。当上、下睑闭合时，整个结膜形成囊状腔隙称结膜囊，经睑裂与外界相通。

3. 泪器 由泪腺和泪道组成（通过眼的瓶装标本与自己的眼睛学习。）

（1）泪腺：其排泄导管 10～20 根。开口于外上穹隆部结膜处。分泌的泪液结眨眼活动涂抹于眼球表面，有防止角膜干燥和冲洗微尘的作用。

（2）泪道：包括泪点、泪小管、泪囊和鼻泪管四部分。

1）泪点：位于上、下睑缘内侧端泪乳头顶端的小孔，分别称为上、下泪点，是泪液进入泪道的起始处。

2）泪小管：上、下泪小管分别起自上、下泪点，先与睑缘成垂直方向走行向上、下，

继而转行向内侧，上、下泪小管汇合开口于泪囊。

3）泪囊：位于眼眶内侧壁前下方泪囊窝内的一个膜性囊，其上端在内眦水平以上，为膨大的盲端，其下端移行为鼻泪管。泪囊和鼻泪管分别贴附于泪囊窝和骨性鼻泪管的骨膜。眼轮匝肌的部分肌纤维分布于泪囊的浅、深面。收缩时，可扩大泪囊，使囊内呈负压，有利于将结膜囊的泪液引流至泪囊内。

4）鼻泪管：为泪囊下端的膜性管道，上段大部分包埋于骨性鼻泪管中，与骨膜紧密相贴；下段位于鼻腔外侧壁黏膜的深面，向下开口于下鼻道外侧壁的前份。

（3）泪液的产生及排出途径。

泪腺分泌的泪液→结膜上穹→结膜囊→泪点→泪小管→泪囊→鼻泪管→下鼻道→体外。

4. 眼外肌

(在人眼标本和眼球模型上观察)

眼外肌的起止、功能及神经支配见表 10-1。

表 10-1 眼外肌的起止、功能及神经支配

名称	起点	止点	作用	神经支配
上睑提肌	视神经管前上方的眶壁	上睑皮肤	提上睑	动眼神经
上斜肌	蝶骨体	眼球后外侧壁赤道后方的巩膜	瞳孔转向下外	滑车神经
下斜肌	眶下壁内侧份	眼球下部赤道后方的巩膜	瞳孔转向上外	动眼神经
上直肌	总腱环	眼球赤道以前的巩膜	瞳孔转向上内	
下直肌			瞳孔转向下内	
内直肌			瞳孔转向内侧	
外直肌			瞳孔转向外侧	展神经

5. 眶脂体与眶筋膜

(利用模型和数字人系统进行学习)

（1）眶脂体：为眼眶内的脂肪组织，充填于眼球、眼外肌与眶骨膜之间，起支持和保护作用。

（2）眶筋膜：包括眶骨膜、眼球筋膜鞘、眼肌筋膜鞘和眶隔

1）眶骨膜：疏松衬于眶壁的内面，在面前部与周围骨膜相续连。

2）眼球筋膜鞘：是眶脂体与眼球之间薄而致密的纤维膜，又称 Tenon 囊。

3）眼肌筋膜：呈鞘状包绕眼球外肌。

4）眶隔：为上睑板上缘和下睑板下缘的薄层结缔组织，分别连于眶上缘和眶下缘，与眶骨膜延续。

【案例分析】

患者，男，52 岁，近期感觉视物模糊，在强光下看事物更加明显，看到的东西发生重叠，夜间车灯照射下产生眩光，眼前出现大小黑点或条索状影子，到当地医院检查视力两眼均为 0.1。诊断为白内障。

该男子的症状就是很典型的白内障，什么是白内障以及形成的原因?

（1）白内障就是眼睛内晶状体发生混浊，由透明变成不透明，阻碍了光线进入眼内，从而影响视力。

（2）由于白内障的病因不明确，据临床观察，到目前为止，还没有一种药物能够真正起到预防和治疗白内障的作用，无论是目前市场上、医院出售的进口制剂或中药制剂，都是如此。

（3）手术是治疗白内障的最好方法，白内障的发展过程中如果不及时治疗会产生很多严重的并发症如青光眼、色素膜炎等，这些眼病多发生在白内障的中期和晚期，如膨胀期和过熟期不仅能引起失明有时可以引起眼内严重的炎症，致使眼球萎缩；有的病人可因为长期眼痛无法忍受最后不得已必须做眼球摘除。所以说白内障发展到一定阶段必须手术治疗。

（4）白内障患者平时首先应避免强烈的日光照射，在户外活动时，戴上太阳镜或遮阳帽，可有效预防射线对晶体的损伤；其次，营养平衡的饮食，多饮水，少吃盐，摄取充分的维生素 E、C，不吸烟，并积极预防糖尿病等成人疾病；第三，除非治病需要，尽可能避免服用。

【复习思考题】

名词解释：虹膜角膜角　巩膜静脉窦　视神经盘　黄斑

问答题

1. 试述眼球壁的分层、各层的分部及其结构特点？

2. 试述房水的产生及其排出途径？

3. 试述眼球平滑肌和眼外肌的名称、位置和作用？

4. 泪液的产生及其排出途径？

5. 眼的屈光装置组成及意义？

6. 当眼视近处与远处物体时，描述晶状体如何发挥调节作用？

（朱光琼）

第二节　前 庭 蜗 器

【实验目的】

掌握内容：鼓膜的形态、位置和分部；鼓室的位置、六个壁的主要形态结构及毗邻；咽鼓管的位置、形态、分部、开口部位和作用，幼儿咽鼓管的特点；骨迷路和膜迷路的组成、分部及主要形态结构；椭圆囊、球囊、膜半规管、蜗管的形态和功能；声波的传导途径。

熟悉内容：外耳道的位置、形态、分部和幼儿外耳道的特点；中耳的组成；乳突窦和乳突小房的位置；骨迷路的位置、形态、分部和构造；膜迷路的位置、形态、分部、结构特点及其与骨迷路的关系。

了解内容：外耳的组成及耳郭的外形；听小骨的名称、连接、位置和作用，以及运动听小骨的肌肉；内耳的分部和位置；内耳的血管、淋巴和神经。

重点内容：鼓膜的形态、分部，鼓室六个壁的名称及毗邻，咽鼓管的位置、开口部位和作用，幼儿咽鼓管的特点；内耳感受器的位置和功能；声波的传导途径。

难点内容：鼓室六个壁的名称及交通；骨迷路和膜迷路的分部及各部的形态结构。

重点观察结构：耳郭、鼓膜、鼓室六个壁、听小骨、咽鼓管、骨迷路、膜迷路、半规管、蜗管、基底膜、壶腹嵴、椭圆囊和球囊。

【实验材料】

1. 医学虚拟仿真实验教学中心——数字人解剖系统。

2. 标本：颅底（内面观）；前庭蜗器的解剖标本（示外耳、中耳、内耳）；颞骨的锯开标本（示鼓室、咽鼓管、乳突小房等）；听小骨标本。

3. 模型：耳（示全耳）模型；内耳放大模型；听小骨模型。

【实验内容】

前庭蜗器又称耳，按功能分为前庭器（位觉器）和听器；按部位分为外耳、中耳和内耳。前庭器的功能是通过位置觉感受器感受头部位置、重力变化和运动速度的刺激，并将此刺激转变为神经冲动，经平衡觉传导通路至大脑的平衡觉中枢，调节平衡。听器的功能是通过螺旋器接受声波的刺激，并将此刺激转变为神经冲动，经听觉传导通路至大脑的听觉中枢，产生听觉。外耳和中耳是收集和传导声波的装置。内耳又称迷路，由骨迷路和膜迷路组成，是传导和接受位觉刺激及声波刺激并将其刺激转变为神经冲动的装置。

一、外耳

包括耳郭、外耳道及鼓膜 3 部分。

（一）耳郭

耳郭具有收集声波的作用。

（结合数字人解剖系统，利用前庭蜗器的解剖标本、耳的模型及活体耳郭观察）耳郭贴附于头的两侧，其凸面向后内，凹面向前外。耳郭主要由软骨构成，外被皮肤，其上方大部分为软骨架，下方小部分为含有脂肪组织的皮肤皱襞，称为耳垂。耳郭前外侧面的周缘卷曲，称为耳轮，耳轮前方与耳轮平行排列的弧形隆起，称为对耳轮。耳轮与对耳轮之间的浅沟称为耳舟。对耳轮上端分叉形成对耳轮上脚和对耳轮下脚，两脚之间的三角形浅窝称为三角窝。对耳轮前方的深窝称为耳甲，耳甲被耳轮脚分为上、下两部分，上部称为耳甲艇，下部称为耳甲腔。耳甲腔通入外耳门。耳甲腔前方有明显的突起称为耳屏，与此相对应的突起称对耳屏。联系自身，在活体上观察、触摸耳垂、耳屏、外耳门等。

（二）外耳道

外耳道具有传导声波的作用。

（结合数字人解剖系统，利用前庭蜗器的解剖标本及耳的模型观察）外耳道外侧 1/3 为软骨部，内侧 2/3 为骨性部。外耳道在成年人平均长度为 2～2.5cm。外耳道的外侧端开口于耳甲腔下部，开口的周围有毛，外耳的内侧端借鼓膜与中耳分隔。在软骨部和骨性部衔接处，直径最狭窄，向内渐渐扩大至其内侧端又再变窄。外耳道呈弯曲状，自外向内：先朝前上，继而稍向后，然后弯向前下。

（三）鼓膜

鼓膜具有传导和放大声波的作用。

结合数字人解剖系统，利用前庭蜗器的解剖标本及耳的模型观察，鼓膜分隔外耳道和中耳鼓室，呈斗笠状，坚韧，位置倾斜，与外耳道底形成 45º～50º 的角，小儿的鼓膜更为倾斜，几乎呈水平位。鼓膜凸面朝向中耳，凸面之顶称鼓膜脐。鼓膜边缘大部附于颞骨鼓部上的鼓沟，小部向上与颞骨鳞部直接相连。根据鼓膜的紧张度，将鼓膜分为松弛部和紧张部。松弛部占上 1/4，薄而松弛，是锤骨前襞和锤骨后襞之间的三角形区域，活体呈淡红色；紧张部占下 3/4，坚实而紧张，是除了松弛部以外的鼓膜其余部分，活体呈灰白色。紧张部前下方有一三角形反光区，称光锥。

二、中耳

中耳包括鼓室、咽鼓管、乳突窦和乳突小房。

（一）鼓室

鼓室位于颞骨岩部之内，在鼓膜和内耳之间，形状不规则。容纳空气、听小骨和运动听小骨的肌肉。（结合数字人解剖系统，利用耳的模型观察）

1. 鼓室的 6 个壁 结合数字人解剖系统，颅底内面观标本、矢状切开的颞骨标本、前庭蜗器的解剖标本及耳的模型观察鼓室 6 个壁。

（1）上壁（盖壁）：为分隔鼓室与颅腔的鼓室盖。

（2）下壁（颈静脉壁）：为与颈静脉窝相隔的薄骨板。

（3）前壁（颈动脉壁）：为分隔颈动脉管壁与鼓室的骨性骨板，其上有鼓膜张肌和咽鼓管的开口。

（4）后壁（乳突壁）：上部有乳突窦开口，在开口的下方有一小的骨突称为锥隆起。

（5）外侧壁（鼓膜壁）：为鼓膜及在鼓室上方的鼓室上隐窝，其中容有锤骨和砧骨的一部分。

（6）内侧壁（迷路壁）：为分隔鼓室和内耳的壁，此壁的中部稍微隆起称为鼓岬。在鼓岬的后上方有一卵圆形孔称前庭窗（卵圆窗），此窗为镫骨的基底部所封闭，鼓岬的后下方另有一较小的圆形孔称为蜗窗（圆窗），在活体被一结缔组织膜即第二鼓膜所封闭，在卵圆窝的后上方有一隆起称面神经管隆凸，内有面神经。面神经管开口于内耳道的底部，先行向外侧，穿过中耳的内侧壁，再行向后下，在中耳后壁内垂直下降，经茎乳孔出颅。

2. 听小骨 每侧 3 块，即锤骨、砧骨和镫骨，位于鼓室内。（利用听小骨标本和听小骨模型观察）

（1）锤骨：形如鼓槌，位于外侧的小骨，分为头、柄、前突和外侧突。上端膨大部为头，向下细长的一段为柄，上部有细长的前突和短的外侧突。锤骨的柄和侧突附于鼓膜上。侧突使鼓膜外面形成一小的突起，前突借韧带连于鼓室前壁。柄的末端将鼓膜的中心向内牵引而成鼓膜脐。锤骨头和砧骨体相连结形成关节。

（2）砧骨：形如砧，位于其他听小骨之间，分为体、长脚和短脚。体与锤骨成关节，长脚的末端膨大，与镫骨头相连，短脚在靠近乳突小房的入口处借韧带与鼓室后壁相连。

（3）镫骨：形如马镫，是位于内侧的听小骨，分为头、两脚及基底。头与砧骨的长脚相连结，基底封闭前庭窗，并借环状韧带连于前庭窗的四周。

（4）听小骨链：（结合数字人解剖系统观察）锤骨、砧骨及镫骨借锤砧关节和砧镫关节连结呈链状，位于鼓膜和前庭窗之间。

具有传导及放大声波的作用。

3. 运动听小骨的肌肉

（1）鼓膜张肌：位于鼓膜张肌半管内，此肌起自该管的上壁，其腱几乎以 90° 转换方向，穿过鼓室而附于锤骨柄。该肌的作用是紧张鼓膜。

（2）镫骨肌：起于鼓室后壁的锥隆起，附于镫骨头。它把镫骨底拉向后外方，即使镫骨底向前庭相反的方向运动，以减低迷路的压力，并解除鼓膜的紧张状态，对内耳有保护作用。

（二）咽鼓管

（结合数字人解剖系统，利用前庭蜗器的标本和耳模型观察）

将空气导入中耳的鼓室，使鼓室内的气压与外界大气压相等，有利于鼓室震动和声波传导。

咽鼓管为长而狭窄并稍扁平的管道，其中部狭窄，两端扩大犹如两喇叭，一端通入鼓室，另一端开口于鼻咽部。咽鼓管可分为外侧 1/3 的骨部和内侧 2/3 的软骨部，两部相接处最窄的管腔是咽鼓管峡，由此向两端管腔逐渐增大。

（三）乳突窦和乳突小房

（结合数字人解剖系统，利用乳突剖开模型和耳模型观察）

乳突窦是鼓室上隐窝后方乳突内较大的圆形腔隙；乳突小房是乳突窦内的许多不规则的腔隙，向前上开口于乳突窦，再开口于鼓室的后壁。

三、内耳

内耳位于颞骨岩部内，分为骨迷路和膜迷路。

（一）骨迷路

（结合数字人解剖系统，利用内耳模型观察）

骨迷路位于颞骨岩部内，介于内耳道和鼓室之间，为不规则的骨性腔和管的结构，其内容膜迷路和外淋巴，它自前向后分为耳蜗、前庭、骨半规管。观察骨迷路的方法：将骨迷路的模型放置在标准解剖学方位上，前内侧是耳蜗，后外侧是骨半规管，耳蜗的底朝内，耳蜗的顶朝外。以此方位观察骨迷路的分部。

1. 前庭 介于耳蜗和骨半规管之间，为形状不规则的腔，腔壁上有若干小孔，在其朝向鼓室的外侧壁上有前庭窗和蜗窗。其后壁有 5 个小孔，通入骨半规管。前壁上有一大孔通耳蜗。内侧壁中部有一不太明显的嵴称为前庭嵴，分隔前庭为两浅窝，位于前下方的为球囊隐窝，后上方的为椭圆囊隐窝。

2. 骨半规管 位于骨迷路后方，为 3 个彼此几乎垂直排列的半环形的骨管。

（1）前骨半规管：为与颞骨岩部长轴垂直排列的骨管。

（2）后骨半规管：为与颞骨岩部后面平行排列的骨管。

（3）外骨半规管：为接近水平排列的骨管。

每个骨半规管均有两只脚，其中一只脚上有一个膨大为骨壶腹，有骨壶腹的脚称壶腹骨脚；另一只称单骨脚，前骨半规管的单骨脚和后骨半规管的单骨脚合成一个总骨脚，故三个骨半规管仅有 5 个孔开口于前庭，沟通骨半规管和前庭的外淋巴。

3. 耳蜗

（结合数字人解剖系统，利用耳蜗模型观察）

耳蜗位于前庭的前方，形状似蜗牛壳，由蜗螺旋管绕蜗轴盘旋两圈半构成。耳蜗底朝向内耳道，顶朝向鼓室。自蜗轴发出的骨螺旋板突入骨螺旋管内，与蜗管鼓壁（基）底膜相连，将骨螺旋管分为上、下两半，上半称前庭阶，下半称鼓阶。在蜗顶，前庭阶经蜗孔与鼓阶相通。

（二）膜迷路

（结合数字人解剖系统，利用膜迷路的模型观察）

膜迷路为套在骨迷路内大体上与骨迷路相同形状的管道，二者之间容有外淋巴。外淋巴通过蜗小管流入蛛网膜下腔。膜迷路虽为封闭的管道，但其自身的腔和管是彼此互相交通的，其中容有内淋巴。膜迷路亦可分为 3 个部分。

1. 椭圆囊和球囊　为与骨迷路前庭相对应的地方。球囊位于前庭的球囊隐窝内，呈扁平球状。球囊与其前面的蜗管相交通。球囊的前壁上有球囊斑。椭圆囊位于前庭的椭圆囊隐窝，椭圆形，3 个膜性半规管的 5 个开口即开口于椭圆囊内，椭圆囊的底部和前壁上有椭圆囊斑，此斑和球囊斑都是位置觉感受器。此外，椭圆囊与球囊各发出一短导管，两者相连而成较长的内淋巴导管，此管穿过颞骨岩部的前庭小管，其末端扩大为盲囊即内淋巴囊，位于前庭小管外口和覆于其外的硬脑膜之间。

2. 膜半规管　为与骨半规管相对应的部分，也分为前、后和外膜半规管，分别套在骨迷路的同名半规管里面。在骨壶腹内的部分亦膨大称为膜壶腹，每个膜壶腹内有壶腹嵴，也是位置觉感受器。

3. 蜗管　位于耳蜗内，盘旋两圈半，一端在前庭，借连合管与球囊相通，另一端以盲囊止于耳蜗的顶。可取耳蜗的横切面模型观察，蜗管的横切面呈三角形，可分为 3 个壁，上壁为蜗管前庭壁（前庭膜），分隔前庭阶和蜗管；外侧壁为蜗管外壁，富有血管；下壁为蜗管鼓壁（基膜或螺旋膜），分隔蜗管和鼓阶。蜗管鼓壁上有螺旋器（Corti 器），为听觉感受器。

【案例分析】

患儿，男，12 岁，学生。自述一天前无明显诱因突然出现左耳疼痛，伴耳闷，无听力下降，到医院检查。患儿表情痛苦，精神一般，查体配合。电子耳镜检查：左侧外耳道皮肤及鼓膜充血，右侧外耳道及鼓膜未见异常。

问题思考：

1. 该病例诊断是什么？

2. 若治疗不及时，可能会有什么并发症？

解剖学解析：

该病例涉及的解剖学知识点：中耳的组成及特点。

1. 诊断为急性中耳炎（左）

2. 急性中耳炎是中耳黏膜的急性化脓性炎症，该患儿鼓膜充血，说明中耳炎症已蔓延至鼓膜，如未得到及时有效治疗，炎症可导致鼓膜穿孔引起患耳流脓、听力下降等。

【复习思考题】

名词解释：螺旋器（Corti 器）咽鼓管　椭圆囊斑　球囊斑　壶腹嵴

问答题：

1. 耳由哪几部分组成？

2. 简述鼓室六壁的名称及鼓室的交通。

3. 听小骨链由外向内依次是哪些骨？封闭前庭窗的是什么骨的哪个部分？

4. 骨迷路和膜迷路的组成分别是什么？耳内的感受器有哪些？各位于何处？

5. 正常情况下声音是怎么传导的？

（王 猛）

第十一章 周围神经系统

第一节 脊 神 经

【实验目的】

掌握内容：脊神经的组成、数目及纤维成分、分支及分布概况（要求绘图）；颈丛、臂丛、腰丛、骶丛的组成、位置和分布概况；膈神经、尺神经、正中神经、桡神经、腋神经、肌皮神经、股神经、闭孔神经、坐骨神经、腓总神经、腓浅神经、腓深神经和胫神经的走行、位置和分支分布；胸神经前支分布概况及其皮支分布特点。

熟悉内容：颈丛皮支的名称、浅出部位及分布。

了解内容：臂丛、腰丛、骶丛其他分支及分布。

重点内容：脊神经的组成和纤维成分；颈丛、臂丛、腰丛、骶丛的组成、位置和主要分支和分布。

难点内容：脊神经分支分布，前臂和手的神经支配；小腿和足的神经支配。

重点观察结构：膈神经、尺神经、正中神经、桡神经、腋神经、肌皮神经、股神经、闭孔神经、坐骨神经、腓总神经、腓浅神经、腓深神经和胫神经。

【实验材料】

1. 医学虚拟仿真实验教学中心——数字人解剖系统。

2. 标本：脊髓带椎骨标本（示脊神经根、椎间孔、脊神经分支）；颈丛和臂丛组成标本；离体上、下肢神经肌肉标本；肋间神经标本；纵隔标本（显露膈神经、迷走神经）；盆腔标本（示腰丛、骶丛位置及组成）；整尸标本。

3. 模型：神经系统概况模型；脊神经构成模型。

【实验内容】

一、脊神经构成、分支

先在模型上观察脊神经的组成，再观察对应标本。可见脊神经通过神经根与脊髓相连，前根的根丝发自脊髓前外侧沟，后根的根丝从后外侧沟进入脊髓。在椎间孔处，前、后根合并再分支离开椎间孔，此处在后根可见脊神经节。脊神经的主要分支有：前支，粗大，走向脊柱的前外侧；后支，向后分布到躯干背部中线两侧；脊膜支，较细小，从椎间孔返回入椎管分布到脊膜及椎管内血管；交通支，连接交感干。

二、颈丛

在颈部标本上翻开胸锁乳突肌，观察颈神经第 1～4 前支组成的颈丛及其分支。

1. 皮支 在颈部标本和模型上观察，皮支有枕小神经、耳大神经、颈横神经和锁骨上神经，经胸锁乳突肌后缘中点浅出，分布于枕部、耳部、颈前区和肩部的皮肤。

2. 肌支 其中重要的有膈神经，在颈部模型、纵隔模型和标本上观察。膈神经是在胸锁乳突肌的深面，沿前斜角肌表面下行，经胸廓上口入胸腔，沿心包两侧、肺根前方下行至膈，支配膈的运动和管理沿途胸膜、心包等的感觉，右侧的感觉纤维还分布到肝和胆囊等处。

三、臂丛

先在颈、上肢深层标本和整尸标本上观察臂丛的构成和位置。臂丛由第 5～8 颈神经前支及第 1 胸神经前支大部分组成，行于锁骨下动脉的后上方，经锁骨之后进入腋窝，在腋窝内围绕腋动脉形成内侧束、外侧束及后束。由各束发出数条长的神经、主要分布于肩、臂、前臂及手的肌和皮肤。

在上肢标本上辨认臂丛的主要分支：

1. 尺神经　由内侧束发出，伴肱动脉下行，向下经肘关节后方紧贴尺神经沟下行，渐至前臂前面，伴尺动脉走行，达腕部经掌腱膜的深面入手掌。

2. 正中神经　由外侧束和内侧束各发出一个根会合而成，可在腋动脉前方寻找，可见该神经伴肱动脉下行至肘窝，并穿过旋前圆肌向下经指浅、深屈肌之间，再经腕部达手掌。

3. 肌皮神经　由外侧束发出，其分支支配臂部前群肌及前臂外侧皮肤。

4. 桡神经　此神经粗大，由后束发出，在肱骨后面，贴桡神经沟走向外下达肱骨外上髁前方，分深、浅两支。深支穿旋后肌至前臂的背面；浅支伴桡动脉下行，达前臂远端背面。

5. 腋神经　起自后束，在腋窝后壁处，可见腋神经向后穿四边孔，绕肱骨外科颈。

四、胸神经前支

可在胸后壁或离体肋间神经标本上寻找。胸神经前支共 12 对。第 1～11 对各自位于相应的肋间隙内，称为肋间神经。第 12 对胸神经前支位于第 12 肋下方，故名肋下神经。在自身的躯干前外侧壁标出各条肋间神经的分布范围。

五、腰丛

在暴露腹后壁的标本上观察。翻开腰大肌，于腰椎横突前方可见腰丛。它由第 12 胸神经前支的一部分及第 1～4 腰神经前支组成，辨认以下主要分支：

1. 股神经　是腰丛的最大分支。此神经沿腰大肌的外侧缘下降，经腹股沟韧带的深面和股动脉的外侧入股前部，分支支配大腿前面的肌和皮肤。股神经的皮支中有一支最长的分支称为隐神经，与大隐静脉伴行，向下分布于小腿内侧面及足内侧缘的皮肤。

2. 髂腹下神经、髂腹股沟神经　在尸体上观察，此二神经自腰大肌外侧缘走出，髂腹下神经于浅环上方浅出；髂腹股沟神经自浅环穿出，两者均分布于腹股沟区的肌和皮肤。

3. 闭孔神经　通过闭孔至大腿内侧肌群和大腿内侧的皮肤。

六、骶丛

在骨盆矢状切面的标本上观察。骶丛由第 4～5 腰神经前支和全部骶神经前支以及尾神经的前支组成，位于小骨盆腔内紧贴梨状肌的前面。观察辨认由骶丛发出的以下神经：

1. 坐骨神经　从梨状肌下孔出骨盆，至臀大肌深面，在坐骨结节和股骨大转子之间下行至大腿后面，沿途分支到大腿后肌群。坐骨神经一般在腘窝上角分为胫神经和腓总神经。①胫神经：沿腘窝中线向下，在小腿后面的浅、深层肌之间伴胫后动脉下行，通过内踝后方至足底分成足底内侧神经和足底外侧神经。②腓总神经：沿腘窝外侧向外下行。绕过腓骨颈，达小腿前面，分为腓深神经和腓浅神经。腓深神经伴胫前动脉下降，支配小腿前群肌及足背肌等。腓浅神经行于小腿外侧肌群内，并支配该群肌。腓浅神经于小腿下部穿出深筋膜，分布于小腿外侧、足背及趾背的皮肤。

2. 阴部神经　经梨状肌下孔出骨盆，再经坐骨小孔至坐骨肛门窝，沿窝的外侧壁向前，其分支达阴茎（阴蒂）、阴囊、会阴及肛门外括约肌和肛门附近皮肤。

3. 臀上和臀下神经　在臀部，翻开臀大肌和臀中肌，可见此二神经分别经梨状肌上孔和下孔穿出。

【案例分析】

王师傅在下班路上不慎被人用球棒击中左小腿外上部，顿时感到伤处疼痛，家人将其送往附近的医院，疼痛剧烈，自觉左腿无力，诉其左小腿外侧及足背麻木，不能背屈其左足和足趾。医生查体发现王师傅左下肢呈跨阈步态（行走时足抬得很高，落地迅速），左下肢外侧远端和足背感觉丧失。X 片显示左下肢腓骨颈骨折。

问题思考：

1. 该病例诊断是什么？
2. 试用解剖学知识解释患者出现的症状。

解剖学解析：

该病例涉及以下解剖学知识点：下肢神经、肌肉、骨等结构的解剖关系。诊断为：腓骨颈骨折和腓总神经损伤。

左小腿外侧及足背皮肤为腓总神经分支支配。趾不能屈，说明趾长伸肌麻痹，此肌为腓总神经支配；左下肢呈跨阈步态，是因为踝关节不能背屈，走路时足尖容易着地，因而患者会通过抬高下肢以防足尖着地，故跨阈步态是因为踝关节不能背屈所引起的。背屈踝关节的肌包括胫骨前肌、趾长伸肌等，为腓深神经支配。以上表现加上受伤部位等可推断为腓总神经损伤。

【复习思考题】

名词解释：脊神经　脊神经节　腰骶干

问答题：

1. 简述膈神经的走行及分布。
2. 上、下肢各有哪些神经是贴着骨面走的？损伤后有哪些表现？
3. 简述臂丛、腰丛、骶丛的组成、位置、主要分支分布及损伤后的表现。
4. 使膝关节屈、伸的肌各有哪些？各由哪些神经支配？
5. 手的皮肤有哪些神经分布？

第二节　脑　神　经

【实验目的】

掌握内容：脑神经的名称、数目、纤维成分、进出颅的部位和分布；动眼神经、滑车神经、展神经、三叉神经、面神经、舌咽神经、迷走神经、副神经、舌下神经的主要行程、分布及其主要功能。

熟悉内容：视神经和前庭蜗神经的性质、走行。

了解内容：嗅神经的性质、分布，睫状神经节、三叉神经节、翼腭神经节、下颌下神经节和耳神经节的位置与性质。

重点内容：动眼神经、三叉神经、面神经、舌咽神经、迷走神经、副神经、舌下神经的行程、分支分布及损伤后的表现。

难点内容：脑神经的纤维成分。

重点观察结构：视神经、动眼神经、展神经、滑车神经、三叉神经三大分支、舌神经、面神经五大分支、迷走神经、舌下神经、下颌下神经节、睫状神经节、下颌下神经节。

【实验材料】

1. 医学虚拟仿真实验教学中心——数字人解剖系统。

2. 标本：颅底面观标本；整脑标本（带嗅球和视神经、视交叉）；头矢状切面标本（示嗅丝）；去眶上壁的眶内结构标本（示眼肌、眼球及第Ⅱ、Ⅲ、Ⅳ、Ⅵ脑神经）；三叉神经、面神经、迷走神经（头、颈、胸部）、舌咽神经、副神经及舌下神经标本。

3. 模型：脑干模型；头面部神经模型；颞骨和耳模型。

【实验内容】

分别在游离和瓶装标本上观察 12 对脑神经。

1. 嗅神经　取保留鼻中隔的头部矢状切面标本上观察，可见鼻中隔的上部和上鼻甲突起部的黏膜内有 15～20 条嗅丝，向上穿筛孔，止于嗅球。

2. 视神经　在去眶上壁的标本上观察，可见眼球后极偏内侧有粗大的视神经出眼球、经视神经管入颅腔。

3. 动眼神经　用同样的标本并配合附有脑神经根的标本观察，可见大脑脚间窝发出的动眼神经，经过海绵窦穿眶上裂入眶，达眼的上、下、内直肌，下斜肌和上睑提肌，还有一小支与睫状神经节相连。

4. 滑车神经　用同样的标本观察，可见由中脑背侧下丘下方发出的滑车神经，绕大脑脚至腹侧，向前经海绵窦穿眶上裂入眶内，支配上斜肌。

5. 三叉神经　取三叉神经标本和模型观察，可见三叉神经连于脑桥，向前行于颞骨岩部，在硬脑膜下方有膨大的三叉神经节，从节上发出 3 支。①眼神经：经眶上裂入眶内，分支分布于眼球、结膜、角膜、泪腺、鼻腔黏膜及鼻背。②上颌神经：穿圆孔出颅后经眶下裂入眶改名为眶下神经，分布于眼裂、口裂之间的皮肤。③下颌神经：经卵圆孔出颅后立即分为许多分支，其运动纤维支配咀嚼肌；感觉纤维则分布于下颌牙齿、牙龈、颊和舌前 2/3 的黏膜，以及耳前和口裂以下的皮肤。注意观察下颌神经的其他主要分支，如下牙槽神经、舌神经。

6. 展神经　可在去眶上壁的标本上观察，在脑桥延髓沟中出脑，经眶上裂入眶内，支配外直肌。

7. 面神经　在脑干模型观察可见，面神经于脑桥延髓沟中出脑，入内耳门（在颞骨模型观察），经颞骨面神经管，最后出茎乳孔，穿过腮腺，呈放射状分布于面部表情肌等（在面神经和头面部神经模型上观察）。多媒体课件上观察面神经在面神经管内的分支：岩大神经、镫骨肌支、鼓索。在保留腮腺的头面部浅层标本上观察面神经颅外 5 组分支：颞支、颧支、颊支、下颌缘支、颈支。

8. 前庭蜗神经 包括传导听觉的纤维和传导平衡觉的纤维。在耳模型上观察，可见此神经与面神经同行入内耳门，分布到内耳。

9. 舌咽神经 此神经由延髓发出后，经颈静脉孔出颅，分支分布于咽及舌后 1/3；发出颈动脉窦支，达颈动脉窦及颈动脉小球。

10. 迷走神经 在头、颈、胸部的标本上观察。此神经在延髓侧面离开脑干，经颈静脉孔出颅，在颈部走在颈总动脉与颈内静脉之间的后方，经胸廓上口入胸腔，通过肺根的后面沿食管下降，经膈的食管裂孔入腹腔达胃的前、后面、胃小弯和肝等。行程中发出许多分支，在颈部注意观察喉上神经、喉返神经（左侧喉返神经勾绕主动脉弓，右侧喉返神经勾绕锁骨下动脉）；在胸腹部观察左、右迷走神经的行程。

11. 副神经 在颈部标本上，翻开胸锁乳突肌向上，其深面相连该肌的神经即副神经。此神经在延髓侧面离开脑干，经颈静脉孔出颅，支配胸锁乳突肌和斜方肌。

12. 舌下神经 在颈部深层标本上观察。首先找到颈外动脉下部，于该动脉前面跨过，连于舌的神经即舌下神经，该神经由延髓锥体外侧离开脑干，经舌下神经管出颅，支配舌肌。

【案例分析】

李大妈今年 45 岁。自述前天晚上冷风吹过后，次日清晨感觉流口水，不能吐痰、吸烟。起床后洗脸时发现面部歪斜变形，右眼不能闭合，说话口齿不清，食物滞留于右侧面颊，一侧流涎。去医院神经内科医生给李大妈做了体格检查，结果显示：神志清楚，肢体功能正常，心率 85 次/分，律齐，血压 120/80mmHg。右侧面部肌肉松弛，右眼不能闭合，露齿试验（+），鼓腮试验（+），患侧乳突疼痛。CT 检查：颅内未见明显异常。

问题思考：

1. 该病例诊断是什么？

2. 试用解剖学知识解释患者出现的症状。

解剖学解析：

该病例涉及以下解剖学知识点：头面部感觉神经分布、咀嚼肌及表情肌神经支配。

诊断为右侧周围性面瘫。

患者面部歪斜变形，右眼不能闭合，右额纹消失，右鼻唇沟变浅，右眼睑和右口角下垂，右唇不能闭合，说明右侧额肌、眼轮匝肌、提口角肌、降口角肌、口轮匝肌均瘫痪，为面神经受损的表现。面瘫首先应区分是周围性还是中枢性。因中枢性面瘫不会有额肌和眼轮匝肌的瘫痪，因此，该病例应属于周围性面瘫。又因瘫痪发生在右侧，说明右侧面神经受累，说话口齿不清，食物滞留于右侧颊齿之间，一侧流涎，为颊肌瘫痪的表现。因患者没有听觉过敏、唾液分泌障碍，说明损伤部位在面神经分出岩大神经、镫骨肌支和鼓索之后，因此受损部位很可能在茎乳孔附近。

【复习思考题】

名词解释：鼓索　三叉神经节　膝神经节

问答题：

1. 试述舌、眼外肌、喉肌的神经分布。

2. 试述面部皮肤和肌肉的神经支配。

3. 试述面神经的走行、主要支配范围和面神经管内损伤后的主要表现。

4. 试述迷走神经含有哪几种纤维成分？分别来源于何神经核？迷走神经在颈、胸部的行径是什么？在腹部有何分支及其分布范围是什么？

5. 试述泪腺、腮腺、舌下腺和下颌下腺的神经支配。

第三节　内脏神经

【实验目的】

掌握内容： 内脏神经的概念和区分；内脏运动神经的主要特点，节前、节后神经元和节前、节后纤维的概念；交感神经低级中枢位置、椎旁节及交感干的组成和位置；副交感神经的低级中枢部位；内脏运动神经与躯体运动神经的区别，盆内脏神经的分布概况，交感神经和副交感神经的区别；内脏感觉神经的特点，牵涉痛的概念。

熟悉内容： 灰、白交通支的概念；节前纤维和节后纤维的走行规律，内脏大、小神经的来源及分布概况。

了解内容： 颈上、中、下神经节的位置及节后纤维的分布概况；交感神经在盆部节后纤维的分布概况；主要内脏神经丛的位置及分布。

重点内容： 内脏运动神经元分布概况；交感神经和副交感神经的区别。

难点内容： 灰、白交通支的构成，节前、后纤维的走向；重要内脏器官的神经支配。

重点观察结构： 交感干，灰、白交通支，内脏大神经，内脏小神经，节前纤维，节后纤维，椎旁节，椎前节。

【实验材料】

1. 医学虚拟仿真实验教学中心——数字人解剖系统。

2. 标本：整尸（示内脏神经）；脑神经（示第Ⅲ、Ⅶ、Ⅸ、Ⅹ共四对脑神经）；脊神经标本、内脏神经瓶装标本。

3. 模型：内脏神经模型；交感干模型；脊神经模型。

【实验内容】

（在成年尸体、瓶装标本、内脏神经、交感干、脊神经模型上观察）

内脏神经系统可分为内脏运动神经和内脏感觉神经两种。内脏运动神经又分为交感神经和副交感神经。交感神经和副交感神经各有中枢部和周围部。中枢部在中枢神经系统观察，本次实验只观察周围部。

一、交感神经

交感神经节可分为椎旁节（借节间支连成交感干）和椎前节。在模型上观察双侧交感干的位置，理解交感神经椎旁节与交感干的关系；在内脏运动神经传导通路图上，观察神经纤维通过交感神经节的方式，理解节前、节后神经元及纤维；在脊神经构成标本或模型上观察交感干和脊神经之间的关系，理解白交通支和灰交通支。

分别观察各段交感干：在模型上可见交感干成对，位于脊柱的两侧，呈串珠状，上起颅底，下至尾骨的前面两干合并，止于一个奇神经节。

1. 颈部交感干 在颈部深层标本观察，有 3 对神经节，分别称为颈上神经节、颈中神经节和颈下神经节。颈中神经节小，且常常缺如。颈下神经节常与第 1 胸神经节合并形成颈胸神经节（星状神经节）。

2. 胸部交感干 在内脏神经模型上观察，寻认以下分支：交通支、内脏大神经、内脏小神经。

3. 腰部交感干 位于腰椎前外侧与腰大肌内侧缘之间。

4. 盆部交感干 位于骶骨前面、骶前孔内侧，干上有 2～3 个骶节，两侧交感干同时止于一个奇神经节。

二、副交感神经

副交感神经周围部分为颅部和骶部。颅部副交感神经的节前纤维，分别随第Ⅲ、Ⅶ、Ⅸ、Ⅹ对脑神经走行至相应副交感神经节。骶部副交感神经的节前纤维随骶神经前支出骶前孔组成盆内脏神经，加入盆丛。

三、内脏神经丛

交感神经与副交感神经的分支在胸、腹、盆腔形成神经丛，两种纤维成分交织在一起，肉眼无法区分。可在相应的多媒体课件、数字人解剖系统上观察学习：心丛、腹腔丛、上腹下丛、下腹下丛。

【案例分析】

患者，男，45 岁，货车司机，因持续性胸痛、咳嗽半年，左侧上睑不能上抬，左眼球向内凹陷，左面部发红，无汗一个月前来就诊。查体：患者左眼瞳孔缩小，眼裂狭窄，眼睑轻微下垂，左面部发红。胸部 CT 结果显示：左肺尖 6cm×8cm 实质性肿块，边界不清。

诊断：左侧肺癌晚期并发 Horner 综合征

试用解剖学知识解释 Horner 综合征

解剖学解析：

该病例涉及以下解剖学知识点：内脏感觉神经分布特点、牵涉痛。

此例为典型的 Horner 综合征（颈交感神经麻痹综合征）的表现，肺癌波及胸腔内的颈交感干，阻断了交感干至颈上神经节的通路，使颈部交感神经麻痹，导致出现睑板肌（Muller）、瞳孔开大肌功能障碍（上睑下垂，眼裂缩窄，眼球内陷，瞳孔缩小），支配面部汗腺分泌的交感神经受阻（左面少汗）、支配面部血管收缩的交感神经抑制（血管扩张，面部发红）。

【复习思考题】

名词解释： 节前、后神经元　节前、后纤维　交感干　内脏大神经　内脏小神经　盆内脏神经　腰内脏神经　牵涉痛

问答题：

1. 试述内脏运动神经和躯体运动神经的区别。

2. 试述交感神经节前纤维和节后纤维的三个去向。

3. 试比较交感神经和副交感神经的区别。

（张　潜）

第十二章　中枢神经系统

第一节　脊　　髓

【实验目的】

掌握内容：脊髓的位置及外形结构；脊髓内部灰、白质的配布，脊髓灰质主要核团的位置及功能性质，薄束、楔束、脊髓丘脑束和皮质脊髓束的位置、行程和功能。

熟悉内容：脊髓灰质的板层构筑。

了解内容：脊髓内其他上、下行传导束和固有束的位置和功能。

重点内容：脊髓的位置和形态；脊髓灰质的主要神经核，薄束、楔束、脊髓丘脑束和皮质脊髓束的行程和功能。

难点内容：脊髓灰质的神经核；脊髓白质各纤维束的位置和行程。

重点观察结构：脊髓的位置、颈膨大、腰骶膨大、马尾、前角、侧角、后角、中央管。

【实验材料】

1. 医学虚拟仿真实验教学中心——数字人解剖系统。

2. 标本：中枢神经系统整体观，脊柱冠状剖开（示脊髓与脊神经根），游离脊髓，脊柱矢状切，脊髓横状切。

3. 模型：脊髓节段模型，脊髓横切模型，脊髓传导束模型。

【实验内容】

一、脊髓的位置和外形

（在中枢神经系统整体观、脊柱冠状剖开、游离脊髓、脊柱矢切标本及数字人体解剖系统上观察）

脊髓为前、后稍扁的圆柱形，位于椎管内，上端平枕骨大孔处与延髓相连，下端约平第 1 腰椎下缘（新生儿可达第 3 腰椎下缘），脊髓下端变细呈圆锥状称脊髓圆锥，借终丝连于尾骨背面。脊髓全长粗细不等，有两个膨大部，上部为颈膨大，从第 4 颈髓节段至第 1 胸髓节段；下部为腰骶膨大，从第 1 腰髓节段至第 3 骶髓节段。

脊髓表面有 6 条平行的纵沟。前面正中的纵行深沟为前正中裂，后面正中较浅的沟为后正中沟；前正中裂和后正中沟将脊髓分为左右对称的两半。脊髓的前外侧面有 1 对前外侧沟，有脊神经前根的根丝附着；后外侧面有 1 对后外侧沟，有脊神经后根的根丝附着。在脊髓胸中段以上，后外侧沟与后正中沟之间还有较浅的后中间沟，是薄束和楔束在脊髓表面分界的标志。

每一对脊神经前、后根的根丝附着的脊髓部分称为一个脊髓节段。脊髓全长可分为 31 个脊髓节段，即颈髓 8 节（C_1～C_8）、胸髓 12 节（T_1～T_{12}）、腰髓 5 节（L_1～L_5）、骶髓 5 节（S_1～S_5）和尾髓 1 节（Co_1）。成人脊髓的多数节段与相应的椎骨不在同一高度，了解脊髓节段与椎骨的对应高度，对判断脊髓损伤的平面和手术定位，具有重要的临床意义。

由于胚胎发生的结果使脊髓相对升高，腰、骶、尾神经的神经根穿经相应椎间孔合成脊神经前，在椎管内围绕终丝下行聚集成束，形成马尾。因第 1 腰椎以下已无脊髓，临床进行蛛网膜下腔穿刺抽取脑脊液时，理论上第 1 腰椎以下就可避免损伤骨髓，但常在第 3、4 或第 4、5 腰椎棘突间进针，更为安全。

二、脊髓的内部结构

（在脊髓节段、脊髓横切、脊髓传导束模型和数字人体解剖系统上观察）

脊髓由围绕中央管周围的灰质、白质及灰白质混合交织的网状结构组成。

每侧灰质的前部扩大为前角，后部狭细为后角，前、后角之间的区域为中间带。在胸髓和上腰髓节段（C_1～T_3），中间带外侧部向外伸出侧角。中央管前、后方的灰质分别称为灰质前连合和灰质后连合。

白质借脊髓的纵沟分为 3 个索。前正中裂与前外侧沟之间为前索，前、后外侧沟之间为外侧索，后外侧沟与后正中沟之间为后索。灰质前连合的前方有纤维横越，称为白质前连合。

（一）灰质

在脊髓切面上所见脊髓中央“H”形的部分，即为脊髓的灰质，它在颈膨大和腰膨大两处最为显著。“H”形的两侧部在前方的为前角，后方的为后角，连接两侧部的横梁为灰质连合。在此连合的中央有一孔为中央管，将灰质连合分为灰质前连合和灰质后连合两部。脊髓的灰质在整体上是一个上下连续的细胞柱。

1. 前角　内有运动神经元胞体，其轴突出脊髓组成脊神经前根的躯体运动纤维成分，分布到骨骼肌。

2. 中间带　在第 1 胸节至第 2、3 腰节或骶 2 至骶 4 节段，中间带向外突出分别形成侧角（中间外侧核）和骶副交感核。分别含交感神经和副交感神经节前神经元的胞体，发出的轴突组成脊神经前根的内脏运动纤维成分，交换神经元后分布到平滑肌、心肌和腺体。

3. 后角　内有感觉神经元胞体，它与脊神经节内的假单极神经元的中枢突形成突触。后角神经元的轴突，一方面组成上升至脑部的传导束，把后根传入的神经冲动传导到脑，另一方面又组成固有束，紧贴灰质表面，完成脊髓节段间的联系。

在胸上部以上的脊髓，其后角基部的外侧一小部分白质内杂有灰质，此处名网状结构。

（二）白质

脊髓切面上“H”形灰质的外围为白质，主要由上，下行走的神经纤维束所组成。左、右两半脊髓白质均被前外侧沟和后外侧沟分为前索、外侧索和后索三部。在灰质前连合的前方，前正中裂的底有连接左、右前索的白质前连合。在白质内有下列传导束。

1. 后索内的传导束

（1）薄束：占后索的内侧，起自脊髓第 5 胸节以下的脊神经节细胞的中枢突。

（2）楔束：占后索的外侧。起自脊髓第 4 胸节以上的脊神经节细胞的中枢突。

以上两个传导束传导躯干、四肢的意识性本体感觉及精细触觉的神经信号，由脊神经节内假单极神经元的中枢突在脊髓后索内上升而形成。

2. 外侧索内的神经束

（1）脊髓小脑后束：位于外侧索表层的后半，由同侧后角的神经元轴突上行而成。传导非意识性本体感觉至小脑。

（2）脊髓小脑前束：位于侧索表层的前半，由对侧和同侧后角的神经元轴突上行而成。传导非意识性本体感觉至小脑。

（3）脊髓丘脑侧束：位于脊髓小脑前束的内侧，由对侧后角内的神经元轴突越边上行而成，其纤维排列，由内侧向外侧依次为来自颈、胸、腰，骶部的纤维，传导躯干和四肢的痛觉、温度觉。

（4）皮质脊髓侧束：位于脊髓小脑后束的内侧，由对侧大脑皮质运动区内的神经元轴突下行而成，其末梢除直接与前角内运动神经元形成突触外，大部分经脊髓的中间神经元中继，再与前角运动神经元相联络。控制躯干和四肢骨骼肌的随意运动。

（5）红核脊髓束：位于皮质脊髓侧束的前方。由中脑对侧红核的神经元轴突下行而成，其末梢与前角运动神经元形成突触，参与调节肌紧张，协调骨骼肌随意运动。

（6）网状脊髓束：位于脊髓前索及外侧索的深部。由脑干网状结构（主要为延髓和脑桥网状结构的内侧区）神经元的轴突在同侧和对侧下降至前角，与调节肌紧张有关。

3. 前索内的神经束

（1）脊髓丘脑前束：位于前索的前缘，由对侧后角神经元的轴突越边上行而成，传导躯干和四肢的粗略触觉和压觉。

（2）皮质脊髓前束：位于前正中裂两侧，前索的周边区域。由同侧大脑皮质运动区的神经元轴突下行形成，部分纤维在脊髓内越边至对侧前角的运动神经元成形成突触。控制躯干和四肢骨骼肌的随意运动。

【案例分析】

患者，女，30 岁。右手不知冷热、不知疼痛 5 年，伴肌肉萎缩 1 年。患者于 5 年前发现右手对冷热水温度不敏感，有时被热水或暖气烫伤，或被菜刀割破时不感觉疼痛。近 1 年出现右手肌肉萎缩。查体：脑神经未见异常。右手骨间肌及大、小鱼际肌明显萎缩，握力差，右上肢腱反射弱。右侧 C_5～T_4 痛觉缺失，精细触觉正常。其余肢体肌力、感觉正常。MRI：脊髓中央管附近出现低密度影。

问题思考：

1. 该患者患了什么病？

2. 根据所学的知识，分析该病例出现上述临床表现的原因？

解剖学解析：

1. 临床诊断：脊髓空洞症。

2. 病例分析：下颈段至上胸段脊髓空洞症（主要表现为上肢功能受损）。①该段脊髓右侧灰质Ⅳ～Ⅶ神经元胞体及其发出至中央管腹侧交叉之前的纤维损伤：阻断右上肢皮肤的痛觉、温度觉的上传（右手的痛、温觉丧失），但脊髓白质后索完好故本体感觉和精细触觉无障碍；②该段脊髓右侧灰质前角部分运动神经元受损（主要是组成正中神经和尺神经躯体运动纤维的神经元细胞体受损）：右手骨间肌、鱼际肌的肌力下降（瘫痪）和肌肉萎缩，右上肢腱反射减弱。

【复习思考题】

名词解释：脊髓节段　马尾　终丝

问答题：

1. 简述脊髓灰质的主要神经核名称、位置及其纤维联系。

2. 简述薄束、楔束和脊髓丘脑束的位置、起止、行程和功能。

3. 简述皮质脊髓束的位置、起止、行程和功能。

第二节 脑　　干

【实验目的】

掌握内容： 脑干的组成和外形，第四脑室的位置及连通关系；脑神经核的名称、位置及其与脑神经的关系；薄束核、楔束核、脑桥核、上丘核和下丘核的位置和功能；脑干内锥体束、内侧丘系、脊髓丘系的位置和功能。

熟悉内容： 红核、黑质、顶盖前区的位置和功能；三叉丘系、外侧丘系的位置和功能。

了解内容： 脑干内其他非脑神经核和其他传导束的位置和功能，脑干网状结构的位置和功能。

重点内容： 脑干的组成、外形及第四脑室；脑神经核及其与脑神经的关系；薄束核、楔束核、脑桥核、上丘核和下丘核的位置和功能；锥体束、内侧丘系、脊髓丘系的位置和功能。

难点内容： 脑神经核和非脑神经核的位置和纤维联系，白质内各纤维束的位置和行程。

重点观察结构： 锥体和锥体交叉、橄榄、基底沟、大脑脚及脚间窝、菱形窝、面神经丘、小脑下脚、小脑中脚、小脑上脚、下丘、脑神经核（18 对）、红核、黑质、锥体束、内侧丘系、脊髓丘系、三叉丘系、外侧丘系。

【实验材料】

1. 医学虚拟仿真实验教学中心——数字人解剖系统。

2. 标本：中枢神经系统整体观，颅脑正中矢状切标本，间脑连脑干标本（示脑干外形）。

3. 模型：脑石膏模型，脑干模型，电动脑干模型，脑干内脑神经核模型，脑干连脑神经模铁丝笼模型，含各条传导束通路模型。

【实验内容】

一、脑干的位置和外形

（利用中枢神经系统整体观、颅脑正中矢状切、间脑连脑干标本和脑石膏模型、脑干模型及数字人体解剖系统观察）

脑干包括延髓、脑桥和中脑三部分。

延髓下端在平枕骨大孔处与脊髓相连，上方在腹侧借延髓脑桥沟、背侧借髓纹与脑桥分界。脑桥与中脑的分界在腹面为脑桥上缘，在背面为下丘下缘，中脑腹侧的上界是视束。

（一）延髓

延髓呈圆锥形体，上方与脑桥相连，下方与脊髓延续。延髓下部外形与脊髓相似，表面也有纵沟并与脊髓表面的同名纵沟连续，包括前正中裂、前外侧沟、后正中沟、后外侧沟、后中间沟等。中央管在延髓上部向后敞开形成菱形窝下半部。

1. 延髓腹侧面观　前正中裂两侧的纵行隆起为锥体，内含锥体束。椎体下端，两侧锥体束的大部分纤维左右交叉形成锥体交叉。椎体外侧的橄榄形隆起为橄榄，内含下橄榄核。橄榄与锥体之间的沟内（前外侧沟）有舌下神经根丝穿出。橄榄后方的内自上而下连有舌咽神经、迷走神经和副神经的根丝。

2. 延髓背侧面观　后正中沟与后外侧沟之间有隆起的薄束结节和楔束结节（内含薄束核和楔束核），其下端分别连接薄束和楔束，其中薄束和薄束核居内侧，楔束和楔束核居外侧。楔束结节外上方的粗大神经纤维束为小脑下脚（绳状体），其背外侧为听结节，内含蜗神经核。菱形窝下部，后正中沟两侧有舌下神经三角和迷走神经三角，其内分别有舌下神经核和迷走神经背核。

（二）脑桥

脑桥在中脑和延髓之间，分为背、腹两部，腹侧部宽广又称基底部，背侧部构成菱形窝的上半部。

1. 脑桥腹侧面观　基底部正中的纵行浅沟为基底沟。基底部向后外逐渐缩窄形成小脑中脚（脑桥臂）进入左、右小脑半球。脑桥基底部与脑桥臂分界处有三叉神经根丝进出，脑桥基底部与延髓交界处的沟（延髓脑桥沟）内，由内向外有展神经、面神经和前庭蜗神经的根丝进出。

2. 脑桥背侧面观　脑桥背面形成菱形窝的上半部，有髓纹与延髓分界。后正中沟两侧与之平行的界沟，二者之间的隆起为面神经丘（简称面丘），内含展神经核和面神经膝部。界沟外侧的微型隆起为前庭区，其深面有前庭神经核。界沟外侧、前庭区上方的蓝色小区称蓝斑，内有含黑色素的神经细胞团。蓝斑的外侧是小脑上脚（结合臂），左右结合臂之间的薄片脑组织为上髓帆。

3. 第四脑室　第四脑室形似帐篷，由延髓、脑桥和小脑围成。底为菱形窝，顶由结合臂、上髓帆和第四脑室脉络丛构成。第四脑室向上经中脑水管通第三脑室，向下通延髓和脊髓的中央管。第四脑室向后经正中孔和两个外侧孔与蛛网膜下腔相通。

（三）中脑

1. 中脑腹侧面观　中脑的腹侧部为大脑脚，左、右大脑脚之间有脚间窝，窝底的灰质称前穿质，其上有多数小孔。在大脑脚的内、外侧各有一条纵沟将大脑脚分为背、腹两部，腹部称脚底，背部称被盖。大脑脚内侧沟内有动眼神经根丝穿出。

2. 中脑背侧面观　中脑的背面有一对上丘和一对下丘，合称四叠体，在下丘的下方可见滑车神经根丝出脑。中脑的内部位于四叠体和大脑脚之间的管腔称中脑水管。

二、脑干的内部结构

（利用电动脑干模型、脑干内脑神经核模型、脑干连脑神经铁丝笼模型，含各条传导束通路模型和。数字人体解剖系统观察）

脑干的内部由灰质、白质构成。灰质的结构包括脑神经核和非脑神经核两大部分。白质包括上行（感觉）和下行（运动）的各种传导束。此外，在灰、白质混杂区为网状结构。

（一）延髓的内部结构

1. 灰质

（1）舌下神经核：在舌下神经三角的深面，它向下延续到延髓的下端，发出纤维行向腹侧组成舌下神经。在延髓上段经橄榄核的切面上可以明显看到。

（2）迷走神经背核：在迷走神经三角内，占据延髓的全长，发出纤维组成迷走神经的内脏运动纤维成分。在经橄榄体切面上位于舌下神经核的背外侧。

（3）疑核：在下橄榄核的背外侧，发出纤维参与舌咽神经、迷走神经和副神经的组成，属于特殊内脏运动纤维成分。

（4）副神经核：由延髓部和脊髓部组成。延髓部起自疑核尾段，出颅后加入迷走神经，支配咽喉肌。脊髓部的副神经脊髓核，发出纤维组成副神经，由颈静脉孔出颅，支配胸乳突肌和斜方肌。

（5）孤束核：在迷走神经背核的腹外侧，接受来自面神经、舌咽神经和迷走神经的味觉及一般内脏感觉纤维传入。在延髓上段切面上，呈围绕孤束周围的灰质。

（6）三叉神经脊束核：位于延髓的背外侧部并占据延髓的全长，接受由三叉神经传入的感觉，因此是三叉神经的感觉核。

（7）蜗神经核：在菱形窝的侧角处，接受蜗神经的传入纤维，是前庭蜗神经的感觉核之一。在经蜗神经核的切片上可以看到。

（8）前庭神经核：位于菱形窝底的前庭区深面，接受前庭神经的传入纤维，是前庭蜗神经的感觉核之一。在延髓上段切面上均可以看到。

（9）下泌涎核：形体小，为一般内脏运动核，发出纤维加入舌咽神经，换元后至腮腺。

（10）下橄榄核：在橄榄深面，延髓上段切面上呈皱褶的囊袋状结构。

（11）薄束核和楔束核：分别位于薄束结节和楔束结节深面，接受薄束和楔束纤维传入。

2. 白质

（1）锥体束：在前正中裂两侧、延髓锥体深面的粗大纤维束，延髓上、下段各切面上都可看到，该纤维束主要起自大脑皮质中央前回的锥体细胞，下行至延髓下端时，大部分纤维交叉（锥体交叉）至对侧继续下行称为皮质脊髓侧束，少部分纤维不交叉继续下行称为皮质脊髓前束。

（2）内弓状纤维和内侧丘系：由薄束核和楔束核发出纤维绕至中央管腹侧形成内弓状纤维，并在正中线左、右交叉，称为内侧丘系交叉，然后在对侧向上行至丘脑称为内侧丘系。

（3）脊髓小脑前、后束：为脊髓的同名束的延续，分别经小脑上脚和小脑下脚入小脑。

（4）脊髓丘脑束：位于下橄榄的背外侧、脊髓小脑前束的内侧，由脊髓上行的脊髓丘脑侧束和脊髓丘脑前束至延髓后逐渐趋近合为脊髓丘脑束。

（5）三叉神经脊束：位于三叉神经脊束核的外周部，是三叉神经感觉纤维由脑桥上部下降而成，止于三叉神经脊束核。在延髓上、下段切面上均可看到。

（6）网状结构：除上述灰、白质所占区域外，延髓切面上的其余部分灰、白质混杂的区域均为网状结构。

（二）脑桥的内部结构

1. 灰质

（1）外展神经核：位于面丘深面，发出纤维行组成展神经。经面丘的切面可以看到。

（2）面神经核：位于展神经核的腹外侧，发出的纤维先行向背内侧，至展神经核内侧时向上行走，然后它绕过展神经核的背面转向腹外侧加入面神经。面神经绕过展神经核的这部分纤维称为面神经膝。

（3）前庭核：位于界沟以外、前庭区深面，在脑桥中部经面丘的切面上可以见到。

（4）三叉神经脑桥核和三叉神经运动核：在脑桥上段经三叉神经运动核的切面上，小脑中脚的腹侧可见三叉神经脑桥核，它接受来自三叉神经的传入纤维。三叉神经脑桥核的内侧有三叉神经运动核，它发出的纤维加入三叉神经的下颌神经，支配咀嚼肌。

（5）上泌涎核：为一般内脏运动核，发出纤维加入面神经，换元后分布于泪腺、下颌下腺和舌下腺等。

（6）脑桥核：位于脑桥基部的分散核团。皮质脑桥束（后述）止脑桥核，发出的纤维组成小脑中脚进入对侧的小脑半球。

2. 白质

（1）锥体束和皮质脑桥束：在脑桥基部巨大的纤维束横断面即锥体束和皮质脑桥束。锥体束继续下行至延髓，皮质脑桥束在此分散止于脑桥核。

（2）内侧丘系：位于脑桥基部的背侧的纵行纤维束，由延髓延续而来。

（3）脊髓丘脑束：由延髓上延而来，位于内侧丘系的外侧端。

（4）脊髓小脑前束：在脑桥下段切面，位于面神经核腹外侧、三叉神经脊束核的腹侧，经小脑上脚进入小脑。

（5）三叉神经脊束：在脑桥下段切面，散在于三叉神经脊束核内。

（6）斜方体和外侧丘系：在内侧丘系同一位置，所见的横行纤维即为斜方体，由蜗神经发出的纤维行向对侧形成，交叉后的上行纤维集合成外侧丘系，位于脊髓丘脑束的背外侧，最后止于丘脑。

3. 网状结构 在脑桥被盖部，是灰、白质混杂的区域。

（三）中脑的内部结构

1. 灰质

（1）上丘核和下丘核：分别位于上丘和下丘深面，在经上丘和下丘的横切片可以见到。

（2）中央灰质：在上、下丘横切面上位于中央部的灰质，中央灰质中心部可见中脑水管的断面。

（3）动眼神经核：在上丘水平，位于中央灰质腹部的灰质团。发出纤维组成动眼神经的躯体运动纤维成分，自动眼神经核发出后行向腹侧，经大脑脚内侧脚间窝出脑。

（4）动眼神经副核（E-W 核）：位于动眼核的上方，为一般内脏运动核。发出纤维组成动眼神经的一般内脏运动纤维成分，换元后分布于瞳孔括约肌和睫状肌。

（5）滑车神经核：在下丘水平，位于中央部分的一对小核团。发出纤维组成滑车神经。

（6）红核：在上丘水平，位于被盖中央部分的一对圆形核团，发出纤维下行组成红核脊髓束，与运动有关。

（7）黑质：在左、右大脑脚脚底背侧的灰质带内。在上、下丘水平切面上均可看到，与运动有关。

2. 白质

（1）大脑脚底：由密集的纤维所组成，包括锥体束和皮质脑桥束。

（2）内侧丘系和脊髓丘脑束：在黑质背面的纤维束中，弧形的背外侧端为脊髓丘脑束，余部为内侧丘系。在上、下丘水平均可看到。

（3）外侧丘系：在内侧丘系和脊髓丘脑束的背外侧，上丘核和下丘核腹侧的少量纤维断面。

（4）小脑上脚交叉：在下丘水平，位于被盖中央部的交叉纤维。起自小脑，终于红核。

（5）网状结构：位于中脑被盖部，灰、白质混杂部分均属于网状结构。

【案例分析】

患者，男，64 岁。突然昏迷，意识恢复后感到左侧上、下肢运动不协调，检查发现：左侧肢体共济失调，动作时手震颤，静止时消失，指鼻不准。半身感觉障碍，深、浅感觉消失。左侧面部深、浅感觉也丧失，咀嚼肌瘫痪。

问题思考：

1. 该病例诊断是什么？

2. 试用解剖学知识解释患者的症状。

简要分析：诊断脑桥被盖综合征（Raymond-Cestan 综合征），为血管性疾病所致，病灶位于脑桥展神经和面神经之上的左侧被盖部。病灶损伤左侧小脑上脚，出现同侧小脑性共济失调。左侧三叉神经根、内侧丘系和脊髓丘脑束同时受损，故出现交叉性感觉障碍，即病灶同侧出现三叉神经分布区深浅感觉消失；病灶对侧半身深浅感觉丧失。病变涉及三叉神经运动核，出现同侧周围性咀嚼肌瘫痪。

【复习思考题】

名词解释：内侧丘系　第四脑室　锥体交叉

问答题：

1. 简述各类脑神经核的名称及其与脑神经的联系。

2. 简述内侧丘系、脊髓丘系、三叉丘系和锥体束的起止、行程和功能。

第三节　小脑和间脑

【实验目的】

掌握内容：小脑的位置、外形、分叶和功能分区以及小脑核的名称和位置；间脑的位置、分部及外形结构；背侧丘脑和后丘脑特异性中继核的名称、纤维联系和功能。

熟悉内容：背侧丘脑的内部结构概况及主要核群的位置和功能；第三脑室的位置与通联关系。

了解内容：小脑的纤维联系与功能；下丘脑的主要核团及其与垂体的关系。

重点内容：小脑的位置、外形、分叶和功能分区以及小脑核的名称和位置；间脑的位置、分部及外形结构；背侧丘脑和后丘脑特异性中继核的名称、纤维联系和功能。

难点内容：小脑髓质，小脑核，上丘脑，底丘脑的位置及内部结构，下丘脑的内部结构。

重点观察结构：小脑的外形结构（小脑蚓、小脑半球、小脑扁桃体、原裂、后外侧裂），视交叉，灰结节，乳头体，松果体，背侧丘脑、后丘脑和下丘脑的位置，第三脑室。

【实验材料】

1. 医学虚拟仿真实验教学中心——数字人解剖系统。

2. 标本：中枢神经系统概观，脑底面结构、颅脑正中矢状切标本，小脑、小脑冠状切和矢状切标本，脑干连小脑标本。

3. 模型：全脑模型，小脑模型，间脑模型，背侧丘脑和下丘脑核群模型，进出小脑纤维束模型，经背侧丘脑和后丘脑中继传导通路模型。

【实验内容】

一、小脑

（利用中枢神经系统概观、小脑石膏模型、进出小脑纤维束模型、脑干连小脑标本和数字人体解剖系统观察）

（一）小脑的外形

小脑位于颅后窝，分前、后两缘和上、下两面，其背面与大脑之间隔有由硬膜形成的小脑幕，其腹面朝向脑桥和延髓。小脑前缘通过小脑上脚、小脑中脚和小脑下脚与脑干相连，并与菱形窝围成第四脑室。小脑的中间部名小脑蚓，两侧向外伸展，形成小脑半球。蚓和半球皆被横行的沟分为许多小叶。小脑的上、下面分别有较深的原裂和后外侧裂，依此对小脑进行分叶。小脑半球下面前内侧部有一膨出部分称为小脑扁桃体，它靠近枕骨大孔处。

小脑实质的外层为薄层灰质为小脑皮质，其深面的白质为小脑髓质，在髓质内埋藏有小脑核团。

小脑脚

（1）小脑上脚（结合臂）：由小脑齿状核发出纤维行向中脑形成。

（2）小脑中脚（脑桥臂）：由脑桥核发出纤维横行进入小脑半球形成。

（3）小脑下脚（绳状体）：主要由来自脊髓、延髓进入小脑的纤维所构成。

（二）小脑的内部结构

小脑核　位于小脑半球髓质内的神经核的总称。

（1）齿状核：居外侧部，是一对有皱褶的囊袋状灰质，形似下橄榄核，属于新小脑。接受来自小脑皮质的纤维。

（2）栓状核和球状核：居中间部，合成中间核，属于旧小脑。

（3）顶核：居内侧部，位于第四脑室顶上方，属于原小脑。

二、间脑

间脑包括背侧丘脑（丘脑）、上丘脑、底丘脑、后丘脑和下丘脑 5 部分。

1. 背侧丘脑　呈卵圆形，前端突出为丘脑前结节，后端突起为丘脑枕。背外侧与尾状核相贴；内侧面的下方的沟名下丘脑沟，借此与下丘脑分界。背侧丘脑内部借“Y”字形的内髓板将其灰质分为前核群、内侧核群和外侧核群。外侧核群又分为上方的背侧核和下方的腹侧核；腹侧核进一步分为腹前核、腹外侧核和腹后核（包括腹后内侧核和腹后外侧核）。背侧丘脑内的神经核还可根据纤维联系和功能分为非特异性投射核、特异性中继核和联络性核。

2. 上丘脑 包括松果体、缰三角（内有缰核）、缰连合、丘脑髓纹和后连合。

3. 下丘脑 位于下丘脑沟以下的部分。参加围成第三脑室侧壁，内部划分为许多核团。下丘脑底面可见视交叉、灰结节、漏斗和乳头体。

（1）视交叉：左、右视神经在正中形成的交叉。

（2）灰结节：在视交叉的后方稍隆起的区域。

（3）漏斗：由视交叉和灰结节之间向腹侧突起的漏斗状结构。

（4）乳头体：灰结节后方一对不大的乳头状突起。

4. 底丘脑 位于丘脑的腹侧面，在切面上可见其内有底丘脑核。

5. 后丘脑 包括内侧膝状体和外侧膝状体。

6. 第三脑室 两侧间脑所夹之矢状裂缝。前方借左、右室间孔与大脑内部的侧脑室相通，后方经中脑水管与第四脑室相通。第三脑室顶覆盖有脉络丛。

【案例分析】

有甲、乙两位患者，检查后对他们的症状对比如下：甲睁开眼睛时，走路、站立看来都还好，但闭眼走几步就会摇晃不稳，闭眼站一会儿身体就开始晃动，得赶快睁开眼睛。用手指接触自己鼻尖，睁开眼睛时指得又快又准，闭上眼睛就指不准，手晃动。乙无论睁眼闭眼都站立不稳，醉汉步态，指鼻不准。

问题思考：

试分析甲、乙两位患者病变的部位。

解剖学分析：

维持人体坐、立时平衡稳定，动作时协调准确，靠的是两套系统：一是本体感觉情报系统的反馈，即随时知道自己的体位是否倾侧，动作是过了还是不及；另一是小脑、基底神经核等自动指挥协调系统。这两套系统密切配合，维持体位平衡和动作准确，完成功能。患者甲是第一套系统受损，即薄、楔束在颈段受损，上下肢的本体感觉丧失而表现症状。但当他睁开眼睛时通过视觉能得到情报的补偿，藉视觉进行反馈调节。患者乙则是小脑自动协调系统失灵，情报系统完好也无济于事。小脑受损症状和基底核受损症状最大的区别在于前者活动时震颤（发抖）不稳，不动时正常，而后者恰相反，平时手或头颈震颤，做活动时震颤停止，但后者由于肌张力增强，动作缓慢而费劲。

【复习思考题】

名词解释：小脑核

问答题：

1. 简述小脑的外形分叶、分区和小脑的功能。

2. 简述背侧丘脑和后丘脑的特异性中继核的名称、纤维联系和功能。

3. 简述下丘脑的主要神经核名称、纤维联系和功能。

第四节　端　　脑

【实验目的】

掌握内容：大脑半球主要沟裂、分叶和各叶的名称及主要沟回；第 1 躯体运动区、第

1 躯体感觉区、视区、听区的位置及功能定位；各语言中枢的位置；基底核的组成和位置；内囊的位置、分部和通过各部的主要纤维束及内囊损伤的临床表现。

熟悉内容：侧脑室的形态分部；大脑髓质的纤维分类。

了解内容：边缘叶和边缘系统的组成及功能。

重点内容：大脑半球的主要沟裂和分叶，各叶的主要沟回；第 1 躯体运动区、第 1 躯体感觉区、视区、听区的位置及功能定位；各语言中枢的位置；基底核的组成和位置；内囊的位置、分部和通过各部的主要纤维束及内囊损伤的临床表现。

难点内容：基底核，侧脑室，联络纤维、连合纤维和透射纤维，海马结构。

重点观察结构：大脑纵裂，大脑横裂，外侧沟，中央沟及中央前、后沟，顶枕沟，距状沟，额叶及额上、中、下回和中央前回，顶叶及中央后回、缘上回、角回，枕叶，颞叶及颞上、中、下回和颞横回，海马旁回及钩，中央旁小叶，胼胝体，透明隔，齿状回，海马；第 1 躯体运动区，第 1 躯体感觉区，第 1 视区，第 1 听区，语言中枢，基底核及内囊，侧脑室。

【实验材料】

1. 医学虚拟仿真实验教学中心——数字人解剖系统。

2. 标本：端脑外形，端脑水平切，端脑正中矢状切，脑底面观，内囊，端脑联络纤维。

3. 模型：端脑模型，基底核和内囊模型，各传导通路模型。

【实验内容】

一、端脑外形

（在端脑外形、脑底面观标本和端脑石膏模型及数字人体解剖系统观察）

端脑被矢状位的大脑纵裂分为左、右大脑半球，在裂的底部有宽阔的连合左、右两半球的纤维称胼胝体。端脑下方借大脑横裂与小脑分隔。两侧大脑半球可分为 3 个面：上外侧面、内侧面和底面。大脑半球表层的灰质称为大脑皮质。嗅脑的皮质为旧皮质，其余部分为新皮质。大脑半球的表面有许多沟、裂将大脑皮质分为各个脑回。其中较深且恒定的沟有中央沟、外侧沟和顶枕沟，将一侧大脑半球分为额叶、顶叶、枕叶、颞叶和岛叶。

1. 大脑半球背外侧面的沟回

（1）外侧沟：起自大脑底面，在额叶和颞叶之间行向外侧面，向后延续至顶叶终止。

（2）中央沟：约在大脑中部，沿大脑半球背外侧斜向下前方行走，由大脑半球上缘直到外侧沟中段的稍上方。

大脑上外侧面的分叶界线：在大脑半球内侧面的后方，有冠状方向走行的顶枕沟，它在大脑半球内侧面与上外侧面交界处稍弯向背外侧，故在大脑半球背外侧面的上缘可见其一段，它是分叶的标志。另外，在大脑外侧面与底面交界缘的后部有一凹陷处，称枕前切迹。由顶枕沟至枕前切迹作一连线，再由外侧沟的末端至上述连线的中点作一连线，可将大脑分成四叶：

额叶：在中央沟以前，外侧沟以上的脑叶。

顶叶：在中央沟以后，顶枕沟至枕前切迹连线以前，外侧沟以上的脑叶。

颞叶：外侧沟下方的脑叶。

枕叶：顶枕沟和枕前切迹连线以后的脑叶。

岛叶（脑岛）：隐于外侧沟的底，被顶叶、额叶和颞叶的部分皮质所遮盖。

额叶上的沟和回：

（1）中央前沟：在中央沟之前并与之平行的沟，中央沟和中央前沟之间的脑回为中央前回。

（2）额上沟：自中央前沟上部向前呈矢状方向行走的沟，沟以上的脑回为额上回。

（3）额下沟：自中央前沟下部向前呈矢状方向行走的沟。沟以下的脑回为额下回。额上沟和额下沟之间的脑回为额中回。

顶叶上的沟和回：

（1）中央后沟：在中央沟之后并与之平行的沟，在中央沟和中央后沟之间的脑回为中央后回。

（2）顶内沟：自中央后沟向后呈矢状方向行走的沟。此沟以上的脑叶为顶上小叶，以下的脑叶为顶下小叶；顶下小叶又分为围绕外侧沟末端的缘上回和围绕颞上沟后端的角回。

颞叶上的沟和回：

（1）颞上沟：在颞叶上部与外侧沟平行的沟，其与外侧沟之间的脑回为颞上回。颞上回背面的皮质深入外侧沟的深部，脑岛的外侧，呈横向排列，称为颞横回。

（2）颞下沟：在颞上沟下方并与之平行的沟，在颞下沟与颞上沟之间的脑回为颞中回，颞下沟下方的脑回为颞下回，颞下回转入半球的底面。

2. 大脑半球内侧面和底面的沟回

（1）中央沟：在大脑半球上外侧面所见的中央沟可在内侧面上见其上端之一段。

（2）胼胝体沟：环绕胼胝体上缘的沟。

（3）扣带沟：介于胼胝体沟和大脑上缘之间并与胼胝体沟相平行的沟。其末端发出分支行向大脑半球的上缘，在中央沟之后，此分支名边缘支，在中央沟的前方，扣带沟发出另一与边缘支几乎平行的分支名中央旁沟。扣带沟上方，中央旁沟与边缘支之间的脑叶为中央小旁叶。扣带沟与胼胝体沟之间的脑回称扣带回。

（4）顶枕沟：在大脑半球内侧面的后部呈冠状方向行走的深沟。在顶枕沟与扣带沟边缘支之间的脑叶称楔前叶。

（5）距状沟：通过顶枕沟的下端，呈一凸向上的弧形沟裂，它向后延伸到枕极。距状沟后段与顶枕沟之间的脑叶称楔叶。

（6）侧副沟：在颞叶底面几乎水平行走的沟。侧副沟内侧的脑回在后方的（与距状沟之间）为舌回，在前方的为海马旁回，海马旁回前端弯曲成沟状称为海马沟。

（7）枕颞沟：在侧副沟外侧并与之平行的沟。枕颞沟与侧副沟之间的脑回名枕颞内侧回，颞下沟以外的部分为枕颞外侧回。

（8）嗅束沟：在额叶的底面，靠近内侧缘，并与之平行的沟。沟内有嗅束通过。嗅束的前方为膨大的嗅球，后方有扩大的嗅三角，嗅束的后端分为两束，向外走的称外侧嗅纹，向内的为内侧嗅纹。此外，在嗅三角后方有多孔的小区域灰质，称为前穿质。在嗅束沟内侧的脑回称直回，嗅束沟外侧脑回称眶回。

3. 脑正中矢状断面

（1）胼胝体：在正中矢状断面上所见到的弓形结构，它是连接左、右大脑半球的横行纤维的横断面。它的中部名体，后端膨大而游出称压部，前端弯向腹侧称膝部，膝的末端显著变尖锐为嘴。

（2）终板：由胼胝体嘴延至视交叉的薄片脑组织。

（3）穹隆柱：在胼胝体中部的下方向前弯曲至胼胝体嘴的纤维束，是穹隆的一部分。

（4）透明隔：胼胝体和穹隆柱之间的薄板状脑组织。

（5）前联合：终板上端后方一束横行纤维，连接左、右侧嗅脑。

（6）室间孔：位于丘脑前端与穹隆柱之间的孔，沟通第三脑室与侧脑室。

二、大脑半球的内部结构

（在端脑正中矢状切、端脑水平切和冠状切示内囊、端脑联络纤维标本和端脑石膏模型、基底核和内囊模型、各传导通路模型及数字人体解剖系统观察）

1. 胼胝体 是连接左、右大脑半球的横行纤维。其前部纤维行向额叶，后部纤维行向枕叶，并有一部分纤维弯曲向下进入颞叶，中部纤维向左、右辐射，所以胼胝体连接两侧额、顶、枕和颞叶。胼胝体下缘形成侧脑室顶。

2. 穹隆 是白质形成的纤维束，左、右穹隆合成“X”字形。它起自海马，形成海马伞，然后向内上到胼胝体压部的下面，左、右两侧穹隆相接近，并有纤维至对侧构成穹隆连合。此后，至胼胝体下面在中线两侧相并而行，到室间孔附近又分成左、右穹隆柱，以后的行程隐没不见，最后终止于乳头体。

3. 基底核和内囊 位于左、右大脑半球深面的灰质，包括尾状核、豆状核、屏状核和杏仁体。

（1）尾状核：呈马蹄铁形，其前端为粗大的头，中央部为体，其余部分细长而显著弯曲为尾状核的尾。尾状核末端与杏仁核相连。

（2）豆状体：为一双凸镜状的灰质块，位于脑岛内侧、尾状核和丘脑的外侧。豆状核的外侧面稍凸，内侧面凸起更明显，其腹面贴附前穿质及脑的白质之上。豆状核内部有两个内髓板将豆状核分为三部分，最外部为壳核，内侧二部分为苍白球。

（3）杏仁核：在颞叶内，是位于前穿质外侧的球形灰质块，与尾状核末端相连。

（4）屏状核：介于豆状核和脑岛之间的灰质薄片。

4. 侧脑室 左、右两大脑半球内各有一空腔，称为侧脑室，它由四部分组成：

（1）中央部：在顶叶内。胼胝体构成顶壁，丘脑和尾状核的体部构成它的底，透明隔构成它的内壁。

（2）前角：由体向前延伸，在额叶内。前角的顶为胼胝体，底为尾状核头，内侧壁由透明隔构成。

（3）后角：由体向后延伸入枕叶，其周围为脑内白质构成。

（4）下角：由体向下延伸入颞叶内，下角的底为海马和海马伞，顶为尾状核的尾部、杏仁核和脑的白质组成。

侧脑室的脉络丛在室间孔处与第三脑室的脉络丛相连，它向后经体部而到下角。

5. 大脑半球的髓质 大脑半球的髓质纤维分为 3 种类型，即联系同侧半球各叶间的联络纤维、联系两侧大脑半球之间的连合纤维和联系大脑皮质与皮质下中枢之间的投射纤维。

（1）联络纤维

1）弓状纤维：连接相邻的脑回。

2）钩束：深藏于脑岛前缘附近，是连接颞叶与额极的纤维束。

3）上纵束：位于大脑外侧沟周围，是连接额叶、枕叶和颞叶的纤维束。

4）下纵束：位于半球的底面，是连接枕叶和颞叶的纤维束。

5）扣带：在大脑半球内侧面穹隆的深部，由嗅三角部延到海马沟的纤维束。

6）外囊：介于豆状核和尾状之间的白质带，由投射纤维构成，主要有皮质纹状体纤维。

（2）连合纤维

1）胼胝体。

2）前连合：连接两半球嗅脑部分的纤维束。

3）穹隆和穹隆连合：连接两半球嗅脑部分及其他脑部（下丘脑）的纤维束。

（3）投射纤维：大脑皮质与皮质下各级中枢间的上、下行纤维组成，大部分经过内囊。

内囊位于尾状核（内侧）、豆状核（外侧）和丘脑之间。内囊分为内囊前肢、内囊膝和内囊后肢。前肢介于尾状核与豆状核之间。豆状核与尾状核总称纹状体。豆状核和屏状核之间的纤维为外囊。

A. 内囊前肢：主要包括额桥束和丘脑背内侧核投射到前额叶的丘脑前辐射。

B. 内囊膝：有皮质核束。

C. 内囊后肢：下行纤维有皮质脊髓束、皮质红核束和顶桥束等；上行纤维有丘脑中央辐射、视辐射、听辐射等。内囊损伤的患者可出现对侧偏身感觉丧失（丘脑中央辐射受损）、对侧偏瘫（皮质核束和皮质脊髓束损伤）和对侧偏盲（视辐射受损）的“三偏征”。

6. 边缘叶与边缘系统

（1）边缘叶：在大脑半球内侧面可见环绕胼胝体和侧脑室下角底壁的结构，包括隔区（胼胝体下区和终板旁回）、扣带回、海马旁回、海马和齿状回，以及岛叶前部和颞极等共同构成边缘叶。

（2）边缘系统：由边缘叶及与其密切联系的皮质下结构，包括杏仁体、伏隔核、下丘脑、背侧丘脑的前核群和中脑被盖等共同构成。与调节内脏活动、情绪反应及学习、记忆密切相关。

【案例分析】

患者，男，65岁。在一次情绪激动时突然晕倒，不省人事，急诊入院。2天后意识恢复，但右侧肢体瘫痪，数周后入院检查发现：①右上、下肢痉挛性瘫痪，肌张力增强，腱反射亢进；②整个右半身的浅、深等各种感觉丧失，但痛觉仍存在；③瞳孔对光反射正常，但两眼视野右侧同向性偏盲；④右侧眼裂以下面肌瘫痪，鼻唇沟变浅，发笑时口角歪向左侧。右侧舌肌瘫痪，伸舌时舌尖偏向右侧，无舌肌萎缩。

问题思考：

试分析患者病变部位、病变波及的范围，并解释出现上述症状的原因。

解剖学分析：

本例左侧半身感觉和运动障碍，根据感觉和运动传导束都经过左、右交叉的情况，病变部位应在右侧，而且是传导较集中的部位，据此可初步确定病变在右侧内囊。

1. 瘫痪为中枢性瘫痪　右上、下肢痉挛性瘫痪表明皮质脊髓束受损，使皮质脊髓束支配的对侧脊髓前角细胞失去了上运动神经元的控制，表现为病灶对侧半上、下肢肌肉痉挛性瘫痪，肌张力增高，腱反射亢进。右侧面神经和舌下神经核上瘫，表明皮质核束受损，病变涉及内囊膝部（皮质核束通过）和内囊后肢（皮质脊髓束通过），由于皮质核束支配脑神经运动核的特点，脑神经分布区只表现为下部面肌和舌肌的核上瘫。右侧的面神经核下部、舌下神经核失去了对侧（左侧）皮质核束的控制，表现为右侧半眼裂以下的表情肌、右侧半舌肌瘫痪，口角受健侧表性肌的牵拉而偏向左侧，舌由于受颏舌肌的牵拉，伸舌时舌尖偏向右侧。

2. 感觉障碍的差别是由于位置、振动和辨别触觉要求整个传导通路必须完整。整个右半身的各种感觉除痛觉外均丧失，是因为痛觉在背侧丘脑水平已能感知，这说明感觉冲动仍可传至丘脑；而其他感觉丧失则表明其感觉传导路受损的部位是在丘脑以上。内囊后肢还有丘脑中央辐射通行，内侧丘系、脊髓丘系在丘脑腹后外侧核换第三级神经元后，参与形成丘脑中央辐射，并经内囊后肢投射到中央后回第 1 躯体感觉中枢。由于内侧丘系、脊髓丘系均为交叉后的纤维，故左侧内囊损伤会导致右半身深、浅感觉障碍。

3. 双眼视野右侧同向性偏盲发生在左侧视束以上受损，说明内囊损伤的范围较大，损伤了经内囊豆状核后部通行的视辐射所致。左眼颞侧半视网膜节细胞的轴突直接（不交叉）进入左侧视束，右眼鼻侧半视网膜节细胞的轴突于视交叉处交叉后亦进入左侧的视束，故左侧视束内含有来自两眼左侧半视网膜节细胞的轴突，与两眼右侧半视野均有关。左侧内囊受损，使左侧视辐射纤维受损；左侧视辐射发自于外侧膝状体，外侧膝状体又接受左侧视束的纤维，故进入外侧膝状体，换元后形成左侧视辐射，经左侧内囊后部投射到左侧视觉中枢；内囊损伤，该传导路中断，故双眼右侧半视野偏盲。听辐射经过内囊豆状核下部，因每侧听觉传导通路接受两耳来的听觉冲动，一侧受到损伤，不致引起听觉障碍。由以上综合分析可推断其病变在左侧内囊，根据起病急的病史，为血管病变出血所致。临床诊断为左侧内囊出血，且范围较大，已伤及皮质脊髓束、皮质脑干束、丘脑中央辐射和视辐射。

【复习思考题】

名词解释： 基底核　纹状体　内囊

问答题：

1. 试述大脑皮质第 1 躯体运动区、第 1 躯体感觉区、第 1 视区、第 1 听区和语言中枢的位置。

2. 试述内囊的位置、分部及其损伤后的临床表现。

（刘坤祥）

第十三章　神经传导通路

【实验目的】

掌握内容：躯干、四肢意识性本体觉和精细触觉传导通路的组成、各级神经元胞体所在部位、纤维束在中枢各部的位置及向大脑皮质投射的部位；躯干、四肢及头面部痛温觉和粗触压觉传导通路的组成、各级神经元胞体所在的部位、纤维束在中枢各部的位置及向大脑皮质投射的部位；视觉传导通路的组成、各级神经元胞体所在部位、纤维部分交叉（视交叉）的情况及其在内囊的位置和向大脑皮质投射的部位；皮质脊髓束在中枢各部的位置、纤维交叉部位及其与下运动神经元联系的状况。

熟悉内容：视觉传导通路不同部位损伤后的视野变化；瞳孔对光反射的通路；皮质核束在中枢各部的位置及其对脑神经运动核的管理情况。

了解内容：躯干、四肢非意识性本体感觉传导通路；听觉传导通路的组成、特点及投射情况；主要的锥体外系通路。

重点内容：上述掌握与熟悉内容。

难点内容：各通路产生感觉和运动功能的理解。

【实验材料】

1. 医学虚拟仿真实验教学中心——数字人解剖系统。

2. 标本：脑切开标本。

3. 模型：电动和铁丝笼模型。

【实验内容】

感受器 → 传入神经元 → 各级中枢 → 大脑皮质 → 传出神经元 → 效应器

感觉传导通路（感受器 → 大脑皮质）　　运动传导通路（大脑皮质 → 效应器）

一、感觉传导通路

主要感觉传导通路见表 13-1。

（一）本体感觉传导通路

表 13-1　主要感觉传导通路

传导通路	1 级神经元	2 级神经元	3 级神经元	纤维交叉部位	投射中枢
意识性本体觉和精细触觉	脊神经节	薄束核 楔束核	丘脑腹后外侧核	延髓 丘系交叉	中央后回中上部、中央旁小叶后部及中央前回
肢体浅感觉	脊神经节	脊髓后角	丘脑腹后外侧核	脊髓白质前连合	中央后回中上部、中央旁小叶后部
头面浅感觉	三叉神经节	三叉神经脑桥核三叉神经脊束核	丘脑腹后内侧核	延髓和脑桥	中央后回下部
视觉	视网膜双极细胞	视网膜节细胞	外侧膝状体	视交叉	距状沟周围皮质

1. 躯干和四肢意识性本体感觉和精细触觉传导通路

肌
肌腱
关节
皮肤
周围突　1级神经元　中枢突进入脊髓后索
脊神经　脊神经节　来自 T_5 以下的纤维形成薄束，行于后索内侧部
来自 T_4 以上的纤维楔束，行于后索外侧部

2级神经元　×内侧丘系交叉　3级神经元　内囊后肢　中央后回中、上部
中央旁小叶后部
薄束核、楔束核　内侧丘系　丘脑腹后外侧核

2. 躯干和四肢非意识性本体感觉传导通路

肌
肌腱
关节
胸核（C_8～L_3）　脊髓小脑后束
脊神经节　腰骶膨大（Ⅴ～Ⅶ层外侧部）同侧或对侧脊髓小脑前束

小脑下脚
小脑旧皮质
小脑上脚

（二）痛温觉和粗触觉压觉传导通路

1. 躯干四肢痛温觉和粗触觉压觉传导通路

躯干
四肢
皮肤
1级神经元　中枢突经后根入脊髓　2级神经元
脊神经节　脊髓第Ⅰ、Ⅳ～Ⅶ层
上升1～2个节段经白质前连合交叉至对侧
脊髓丘脑侧束（痛温觉），脊髓丘脑前束（粗触压觉）

3级神经元　丘脑中央辐射　中央后回中、上部
中央旁小叶后部
丘脑腹后外侧核　内囊后肢

2. 头面部痛温觉和粗触觉压觉传导通路

头面部皮肤
口鼻腔黏膜
1级神经元　中枢突入脑桥　2级神经元
三叉神经脑桥核（触觉）
三叉神经节　三叉神经脊束　三叉神经脊束核（痛温觉）

三叉丘系　3级神经元　丘脑中央辐射　中央后回下部
丘脑腹后内侧核　内囊后肢

（三）视觉传导通路和瞳孔对光反射通路

1. 视觉传导通路

视锥、视杆细胞　1级神经元　2级神经元　视神经
双极细胞　节细胞

视交叉 → 视束　3 级神经元　视辐射

——————————<●——————<距状沟两侧皮质

鼻侧纤维交叉，颞侧纤维不交叉　外侧膝状体　内囊后肢

2. 瞳孔对光反射通路

视网膜 → 视神经 → 视交叉 → 双侧视束 → 上丘臂 → 顶盖前区

双侧动眼神经副核 → 动眼神经 → 睫状神经节 → 节后纤维 → 瞳孔括约肌

（四）听觉传导路

蜗神经　斜方体→外侧丘系　下丘

螺旋器>——●——<●——————<●——

螺旋神经节　蜗神经核

下丘臂　内侧膝状体　听辐射

——————<●——————<颞横回

内囊后肢

二、运动传导通路

上运动神经元：大脑皮质中央前回和中央旁小叶前部的锥体细胞发起运动，对下运动神经元有抑制作用。

下运动神经元：脑神经运动核和脊髓前角的神经细胞构成反射弧的传出部分，并对肌肉有营养作用。

（一）锥体系

1. 皮质脊髓束

上运动神经元　皮质脊髓束

●————————————————

中央前回中、上部　经内囊后肢、大脑脚底中 3/5 的外侧部、

中央旁小叶前部的锥体细胞　脑桥基底部、延髓锥体的深面

75%～90%的纤维交叉　锥体交叉　下运动神经元

——<●——<四肢肌

皮质脊髓侧束

10%～25%的纤维不交叉

——<●——<躯干肌

皮质脊髓前束→达上胸节，部分纤维交叉，部分不交叉　下运动神经元

2. 皮质核束

上运动神经元　皮质核束

●————————————————

中央前回下部的锥体细胞　经内囊膝、大脑脚底中 3/5 内侧部

下运动神经元

——————<●——————< 头颈部骨骼肌

双侧动眼神经核、滑车神经核、展神经核、三叉神经运动核、面神经核上半部、疑核、副神经核；对侧面神经核下半部和舌下神经核。

（二）锥体外系

1. 组成　锥体系以外影响和控制躯体运动的所有传导路经，包括大脑皮质、纹状体、背侧丘脑、底丘脑、中脑顶盖、红核、黑质、脑桥核、前庭核、小脑和脑干的网状结构等以及它们的纤维联系。

2. 功能　调节肌张力、协调肌肉运动、维持体态姿势和习惯性动作等。

3. 主要传导通路

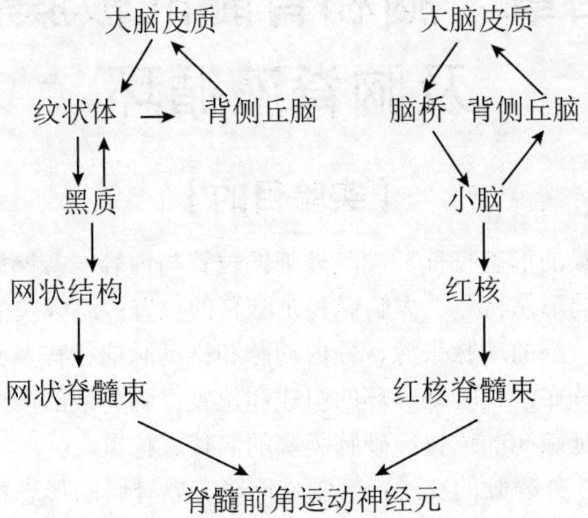

上运动神经元和下运动神经元损伤后的临床表现见表 13-2。

表 13-2　上运动神经元和下运动神经元损伤后的临床表现

	上运动神经元损伤（核上瘫）	下运动神经元损伤（核下瘫）
肌张力	增高	降低
瘫痪特点	硬瘫	软瘫
腱反射	增高	降低或消失
病理反射	（+）	（−）
肌萎缩	短期内不明显	短期内明显

【案例分析】

患者，男，75 岁。久蹲后起身时突然跌倒，手持的东西掉落。其家人将他扶起时，自诉左侧肢体麻木、无力、头痛、视觉模糊，出现呕吐、大小便失禁。家属将其送往医院后，医生检查发现患者口角歪斜、语言含糊不清，患者右侧肢体痛温觉减退，1 个小时后患者出现意识不清。CT 检查提示内囊区域出血。

问题思考：

用所学解剖学知识解释上述现象。

解剖学分析：

内囊区域出血引起“三偏征”，皮质脊髓束、皮质核束、脊髓丘脑束等受损。

【复习思考题】

名词解释：上运动神经元　下运动神经元　锥体外系

问答题

1. 一人赤脚走路，感觉地面凹凸不平，描述产生其感觉的途径。

2. 针刺虎口区，感觉疼痛，其传导路径如何？

3. 脑卒中风患者出现肘关节屈曲畸形，试解释其发生原因。

第十四章　脑和脊髓的被膜、血管及脑脊液循环

【实验目的】

掌握内容：硬脊膜的形态特征、硬膜外隙的位置与内容；蛛网膜下隙的位置、内容；终池的位置；硬脑膜的形态特点、大脑镰和小脑幕的位置；海绵窦的位置、穿经海绵窦的结构及海绵窦的交通；脑的动脉来源、颈内动脉和椎动脉的行程及其主要分支；大脑前、中、后动脉的发起和分布；大脑动脉环的组成和位置；脑脊液的产生部位和循环途径。

熟悉内容：小脑延髓池的位置；硬脑膜窦的名称、位置。

了解内容：颅内、外静脉的交通；脊髓蛛网膜、软脊膜的形态特点；脑蛛网膜和软脊膜的结构特点；其他蛛网膜下池；血-脑屏障；脊髓的动脉和静脉；大脑浅、深静脉的回流。

重点内容：脑和脊髓三层被膜名称及其形成的结构；脑的动脉来源、主要分支分布及大脑动脉环，大脑动脉环的组成；脑脊液的产生部位和循环途径。

难点内容：海绵窦的位置、穿经海绵窦的结构及海绵窦的交通。大脑前、中、后动脉的发起和分布。大脑浅、深静脉的回流。

重点观察结构：大脑镰、小脑幕、小脑镰、上矢状窦、下矢状窦、横窦、乙状窦、海绵窦、Will's 环、大脑大静脉。

【实验材料】

1. 医学虚拟仿真—数字人解剖系统。

2. 标本：脑和脊髓瓶装标本。

3. 模型：塑料和模板制作矢状切模型。

【实验内容】

第一部分　脑和脊髓的被膜

（在脑和脊髓游离和瓶装标本上及数字人体解剖系统观察）

脑和脊髓的表面包有三层被膜，由外向内依次为硬膜、蛛网膜和软膜。

一、脊髓的被膜

（一）硬脊膜

厚而坚韧，上端附于枕骨大孔边缘，下部在 S_2 水平变细，包裹马尾，末端附于尾骨。

（二）脊髓蛛网膜

为半透明薄膜，与脑蛛网膜相延续。

（三）软脊膜

薄而富有血管，紧贴脊髓表面，在脊髓下端形成终丝；在脊神经前后根之间形成齿状

韧带，其尖端附于硬脊膜上，起固定脊髓的作用，还可作为椎管内手术的定位标志。

（四）被膜间的间隙

1. 硬膜外隙　位于硬脊膜与椎管内面骨膜之间。内含疏松结缔组织、脂肪、淋巴管和静脉丛，有脊神经根通过。临床意义：硬膜外麻醉。

2. 硬膜下隙　硬脊膜和脊髓蛛网膜之间。

3. 蛛网膜下隙　脊髓蛛网膜与软脊膜之间，腔内充满脑脊液。

终池：蛛网膜下隙下部，自脊髓下端（L_1）至 S_2 水平扩大，内有马尾。

临床意义：成人腰椎穿刺术常在第3、4或第4、5腰椎间进行。

二、脑的被膜

（一）硬脑膜

1. 特点　由两层合成，与颅盖骨连接疏松，在颅底部与颅骨结合紧密。

2. 硬脑膜形成的隔

（1）大脑镰：伸入两侧大脑半球之间。

（2）小脑幕：伸入大、小脑之间，其前内侧缘游离形成幕切迹。

（3）小脑镰：伸入两侧小脑半球之间。

（4）鞍隔：位于蝶鞍上方，封闭垂体窝，其正中有一小孔有垂体的漏斗通过。

3. 硬脑膜窦

（1）上矢状窦：位于大脑镰上缘。

（2）下矢状窦：位于大脑镰下缘。

（3）直窦：大脑镰与小脑幕相接处，向后通窦汇。

（4）横窦：枕骨内面横窦沟内。

（5）乙状窦：位于乙状窦沟内。

（6）海绵窦：蝶鞍两侧，窦内有颈内动脉、展神经通过，窦外侧壁有动眼神经、滑车神经、眼神经和上颌神经通过，借眼静脉与面静脉交通，借卵圆孔静脉与翼丛相交通。

（7）岩上窦与岩下窦：分别位于颞骨岩部的上缘和后缘。

硬脑膜窦内血流方向如下：

上矢状窦 → 窦汇

下矢状窦 → 直窦 → 窦汇 → 横窦 → 乙状窦 → 颈内静脉

海绵窦 → 岩上窦 → 横窦

海绵窦 → 岩下窦 → 颈内静脉

（二）脑蛛网膜

1. 蛛网膜下隙　位于蛛网膜与软脑膜之间，内充满脑脊液。

①蛛网膜下池：蛛网膜下隙扩大处。②小脑延髓池：小脑与延髓之间。③脚间池：中脑的两大脑脚之间。④交叉池：视交叉前方。⑤桥池：脑桥腹侧。⑥上池：胼胝体压部与小脑上面之间。

2. 蛛网膜粒　由蛛网膜在上矢状窦附近突入窦内形成的“菜花状”突起，为脑脊液回流入硬脑膜窦的结构。

（三）软脑膜

薄而富有血管，覆盖于脑的表面并深入沟裂内。

1. 脉络组织 在脑室一定部位，软脑膜及其血管与室管膜上皮共同构成脉络组织。

2. 脉络丛 脉络组织中的血管反复分支成丛，连同其表面的软脑膜和室管膜上皮突入脑室形成脉络丛，产生脑脊液。

三、脑脊液及其循环

（一）脑脊液产生部位

各脑室的脉络丛。

（二）循环

侧脑室→室间孔→第三脑室→中脑水管→第四脑室→第四脑室正中孔及两个外侧孔→蛛网膜下隙→蛛网膜颗粒→上矢状窦→回流入血。

└→室管膜上皮→毛细血管→硬脑膜与脊神经周围的淋巴管→血循环。

（三）功能

运输营养物质及代谢产物；缓冲震荡、保护脑和脊髓；维持颅内压及脑组织渗透压。

（四）接触脑脊液的神经元系统

触液神经元：接受脑脊液的化学和物理刺激、释放神经活性物质至脑脊液执行感受、分泌和调节的功能。

四、脑屏障

（一）组成

1. 血-脑屏障 位于血液与脑和脊髓的神经细胞之间。结构：脑和脊髓内毛细血管内皮细胞无窗空，紧密连接；毛细血管基膜；胶质膜。

2. 血-脑脊液屏障 位于脑室脉络丛的血液与脑脊液之间，结构：脉络丛上皮间有闭锁小带相连。

3. 脑脊液-脑屏障 位于脑室和蛛网膜下隙的脑脊液与脑和脊髓的神经细胞之间。结构：室管膜上皮、软脑膜和软脑膜下胶质膜。

（二）功能

保护脑和脊髓免受内、外环境各种物理、化学因素的影响，维持相对稳定状态。

第二部分 脑和脊髓的血管

（在脑和脊髓游离和瓶装标本及数字人体解剖系统上观察）

一、脑的血管

（一）脑的动脉

颈内动脉供应大脑半球前 2/3 及部分间脑；椎-基底动脉供应大脑半球后 1/3、间脑后部、小脑和脑干。

1. 颈内动脉

（1）行程：颈总动脉→颈内动脉（①颈部）→颈动脉管（②岩部）→海绵窦（③海绵窦部）→前床突（④前床突上部）。③和④合称虹吸部。

（2）分支

1）大脑前动脉：①皮质支。顶枕沟以前大脑半球内侧面、额叶底面的一部分和额、顶叶上外侧面的上部。②中央支，尾状核、豆状核的前部和内囊前肢。

2）大脑中动脉（出血动脉）：①皮质支，大脑半球上外侧面的大部分和岛叶。②中央支，豆状核、尾状核、内囊膝和内囊后肢（豆纹动脉）。

3）脉络丛前动脉→侧脑室脉络丛，沿途发出分支供应外侧膝状体、内囊后肢的后下部、大脑脚底的中 3/5 及苍白球等。

4）后交通动脉：连于大脑后动脉。

2. 椎动脉

（1）行程：锁骨下动脉→椎动脉→穿第 6 至第 1 颈椎横突孔→枕骨大孔入颅腔→脑桥下缘两椎动脉合成一条基底动脉。

（2）椎动脉分支
- 脊髓前动脉 ↘ 脊髓
- 脊髓后动脉 ↗ 脊髓
- 小脑下后动脉→小脑下面后部、延髓后外侧部

（3）基底动脉分支
- 小脑下前动脉：小脑下面的前部
- 迷路动脉→内耳迷路
- 脑桥动脉→脑桥基底部
- 小脑上动脉→小脑上部
- 大脑后动脉
  - 皮质支：颞叶内侧面和底面及枕叶
  - 中央支：丘脑、内外侧膝状体、下丘脑和底丘脑

3. 大脑动脉环（Willis 环）

（1）构成：由前交通动脉、两侧大脑前动脉起始段、两侧颈内动脉末端，后交通动脉和两侧大脑后动脉共同构成。

（2）位置：脑底下方、蝶鞍上方，环绕视交叉、灰结节及乳头体。

（二）脑的静脉

1. 特点　①不与动脉伴行；②壁薄无瓣膜；③分浅、深两组，吻合丰富。

2. 浅静脉
- 大脑上静脉→上矢状窦
- 大脑中浅静脉→海绵窦
- 大脑下静脉→横窦

3. 深静脉　大脑内静脉→大脑大静脉→直窦。

二、脊髓的血管

（一）脊髓的动脉

1. 脊髓前动脉和脊髓后动脉。

2. 节段性动脉：肋间后动脉、腰动脉的脊髓支。

（二）脊髓的静脉

脊髓内的小静脉最后汇合成脊髓前、后静脉→前、后根静脉→硬膜外隙的椎内静脉丛。

【案例分析】

患者，30 岁男性工人，下夜班途中被一歹徒用钝器给右颞顶区猛击了一下。患者伤后昏迷，被路人送往医院抢救，入院 5 小时后患者清醒，自诉头痛、呕吐。患者入院 10 小时后，再度昏迷。查体：被击处头皮局部肿胀，患侧瞳孔散大、对侧肢体无力。CT 扫描提示右颞顶区颅骨骨折，脑表面呈双凸镜形密度增高影。

问题思考：

1. 初步诊断是什么？

2. 用所学解剖学知识分析你的判断。

解剖学解析：

1. 诊断：硬膜外血肿。

2. 分析：颞顶区颅骨骨折后，伤及其沟内的脑膜中动脉，引起出血。随着血肿增大、颅内压升高，出现头痛、呕吐等库欣反应。当脑疝形成时，脑干内网状结构上行激活系统受损，产生不同程度的意识障碍；同侧大脑脚（锥体束）和动眼神经受压，造成同侧瞳孔散大、对侧肢体上运动神经元瘫痪症状和体征。加上 CT 影像学表现，进一步佐证诊断。

【复习思考题】

名词解释：硬脑膜窦　大脑动脉环　硬膜外隙　蛛网膜下隙　齿状韧带

问答题：

1. 简述腰穿获取脑脊液的解剖层次。

2. 简述脑脊液的产生及循环途径。

（杨胜波）